新 / 闻 / 传 / 播 / 学 / 丛 / 书

▪主编▪李琨▪

疫病防治与健康传播

重庆的天花灭绝实践（1891–1952）

刘　娟/著

中国传媒大学出版社

·北京·

本成果受“重庆市社会科学规划博士项目”资金资助
项目批准号：2014BS092

总　　序

西南政法大学新闻传播学院是重庆市第一所经教育部正式批准建设的新闻学院，筹建于1994年，1995年开始面向全国招生。

学院在办学之初提出了“主新辅法”的培养模式，形成新闻学和法学相结合的独特学科交叉优势，并整合了法学、哲学、文学、管理学等学科资源，形成“媒介视野、法律正义、社会责任”三者并重的办学特色。

学院2010年更名为“全球新闻与传播学院”，这是学院保持发展法制新闻特色办学15年之后的一次理性拓展，力求充分整合国际国内优势资源，培养具有全球视野的新闻与传播人才。

2015年是学院成立二十周年，为总结我院办学经验，醇化学术氛围，提升学术影响力，从2014年起，我院陆续向社会呈献西南政法大学“新闻传播学系列丛书”。

第一套丛书共11部作品，已经于2014年5月由法律出版社出版。这11部作品分别为：《新闻侵害人格权研究》（蒙晓阳教授著）、《中国电视娱乐文化批评》（李林容教授著）、《法律的电视虚构生产——中国当代法律题材电视剧研究》（陈笑春教授著）、《1903年：上海苏报案与清末司法转型》（蔡斐副教授著）、《中国出版物版权输出竞争策略研究》（裴永刚副教授著）、《媒体是信任危机的帮凶吗?》（郭晓科副教授著）、《关于“家”的想象与叙述：20世纪90年代以来家庭伦理电视剧的叙事文化研究》（贺艳副教授著）、《三峡工程纪实影像传播史》（郑微波副教授著）、《重庆都市报发展史》（赵文丹副教授著）、讲师所著的《关注热点：特定议题新闻报道研究》（陈丽丹副教授著）、《地理影响与文化表征——重庆电视纪录片研究》（周松博士著）。

这11部作品分别代表了我院教师，尤其是青年教师在新闻与法治研究、国际新闻研究、影视与新媒体研究、政治传播研究等四个研究方向的代表性成果，也是我院新生代学术实力的一次整体亮相。

即将面世的这套丛书共 15 本，是我院面向社会推出的第二套丛书。该套丛书的作者主要以我院的青年博士为主，也是我院青年教师在新闻与法治研究、国际新闻研究、影视与新媒体研究、政治传播研究等四个研究方向所取得的最新成果。

李珮教授等所著的《网络环境下突发事件传播与管理研究》，旨在通过对我国网络环境下突发事件案例的剖解、反思，以及引入政治经济学、社会心理学等学科的研究方法，从系统论视角出发，勾勒突发事件在网络环境下的“异化”以及不同诉求传播主体间的博弈、妥协与共谋。根据网络环境下突发性事件发展的新形势，提出“网络舆情事件”的概念，并据此指出相应管理制度的缺失和法制建设的盲区。在此基础上，深度思辨突发事件政府应急管理陷入的误区，并尝试在“中国特色”框架之下给出网络环境下加强突发事件管理的对策建议。

陈笑春教授所著的《影视作品里的中国法治》，主要以法治题材的电影电视作品探讨了虚构的影视作品对于现实法治进程的再现及其社会语境。该书以法治题材影视作品发展的滥觞、发轫、兴起、多元和转型这五个时期为分野，每一个部分中选取了具有典型意义的影视作品进行具体分析。影视作品对个体生活的再现，令法治领域与其他社会领域之间的关系在微观故事中变得具体而多样，诠释了法治内涵的现实性和丰富性。

贺艳副教授所著的《媒介表征与城市形象：以重庆为例》以重庆为研究个案，从较为宽泛的媒介界定出发，试图探讨以下问题：在文学作品、报纸、电视、电影、网络等多种媒介所传播的内容之中，重庆呈现为怎样的形象？重庆的这些形象又是怎样被建构的？媒介所呈现的重庆形象还存在着哪些问题？

蔡斐副教授所著的《戈公振新闻思想研究》，以中国新闻传播史奠基人戈公振先生为研究对象，以历史的眼光和翔实的史料剖析了戈公振新闻本位、新闻法制、新闻教育、自由主义、新闻编辑、媒体经管等新闻思想的各个维度，全面展示了戈公振新闻思想的丰富内涵和时代特征。

谷李副教授所著的 *Intellectual Constellations*（*1980—2008*）：*Four Essays*，提出文学、电影文本和文化经济政策及其讨论、批评作为知识分子聚集并集中表达和建构自身与世界关系的场域。通过对上世纪 80 年代初到 21 世纪初的个案分析，该书勾勒出一种可称之为后社会主义情感结构的现象的一些侧面。

杨婷副教授所著的 *Effects of SNS Uses on International Students' Socializa-*

tion：*Focusing on Chinese Students In Korea*，研究了在韩中国留学生的社会化状况。分成两个阶段，第一阶段为定量研究阶段，通过自填式问卷调查，对社会化结果（包括学习动机、社会融入程度等六个变量）以及社交媒体的使用对于各个变量产生的影响进行了调查；在第二个阶段，运用深层访问法，分三个阶段（期盼阶段、遭遇阶段、习得与改变阶段）对被访者的社会化状况进行了分析。

刘娟副教授所著的《疫病防治与健康传播：重庆的天花灭绝实践（1891—1952)》，在挖掘大量民国时期原始材料的基础上，从阶级基础、社会组织、文化建构及行为模式等方面，以19世纪以来天花防治为背景，截取重庆开埠直至宣告天花灭绝为时间切片（1891—1952)，描述牛痘接种的信息从传播到扩散，最终改变民众防疫行为的过程。本研究的价值在于以历史的视角拓展了“创新扩散理论”在健康传播中的运用，认为阶级基础是重庆乃至全国在新中国成后迅速扑灭以天花为代表的烈性传染病的重要原因，以期为当下疫病防控提供本土经验。

屈永刚博士所著的《儒家政治正当性观念发展研究——从孔子到董仲舒》，以西汉初期之前儒家政治正当性观念为研究对象，以孔、孟、荀正当性观念为基点，上溯殷周时期，下及西汉初期（以董仲舒为代表)，对西汉初期以前儒家政治正当性观念的渊源和发展作出了系统的梳理。

赵莹博士所著的《我国民间商事借贷立法研究》，基于民间借贷的商法属性探讨其立法体系的构建，认为在我国应建立规范民间商事借贷的统一立法。

刘大明博士所著的《宋代新闻传播与政治文化研究》，主要介绍了近代中国新闻教育史发展的某些规律和特征，重点阐述了北洋政府时期新闻教育事业的发轫、南京国民政府前十年时期、抗战时期战时新闻教育事业和两极问鼎时期新闻教育事业的发展状况。

申可君博士所著的《城市社区居民参与机制研究》，试图通过分析居民参与要素的新特点，构建一套有效促进居民参与社区建设的六个二级参与机制，并剖析该机制的形成、分类及其影响因素。同时，提出推动居民参与机制运行的保障条件，以期能助力基层政府摆脱长久以来居民参与不足的困境。

廖宇翃博士所著的《大众传媒对城乡统筹发展的作用研究》从经济学、管理学和传播学相结合的新角度研究了城乡二元结构和城乡统筹发展的问题，通过实证研究发现了知识和信息在城乡之间的不均衡分布是城乡差异的基本原因，提出了缩小城乡差异的新途径是改变知识和信息在城乡之间的供需失衡状态。

刘必华博士所著的《转型社会中的大众传媒与公共利益》提出当代中国社会转型的复杂性与矛盾冲突的尖锐性，要求建立以公共利益为基本取向的传媒体系。该书从体制、话语与实践三个层面考察了中国传媒服务于公共利益的表现，并从传媒治理、职业道德和受众参与等方面提出了建议。

任正安讲师所著的《走出现代的尴尬——边缘民族传统文化与现代传播的土家族样本》观察了在新传播环境下西部少数民族地区社会沟通与媒介使用现状与变迁，将文化传播和媒介教育相结合，以少数民族媒介素养教育为出发点，探讨如何更好地在少数民族集中的西南地区提升媒介教育，进而提高其媒介素养，传播本民族文化，以对传受双方及其与社会文化环境的多元互动的高度重视探索传播效果的有效提升。

徐金讲师所著的《解码与编码——广告创意实务》旨在运用符号学和结构学视角对经典广告进行分解，寻找出独特可行的广告创作思路，总结出广告思维及创作规律，并通过广告创作实例展示广告创意及创作方法的运用。

这套丛书集中体现了西南政法大学新闻传播学的传承和创新，也是我院新生代学术实力的再一次整体亮相。

甲戌年间建经纬，荏苒岁月二十载。

日钟两江之灵秀，月沐法府之鸿光。

法治新闻创特色，全球视野开新章。

心系天下得清誉，五湖九州望徜徉。

我们真诚地期待着学术界对我院新闻传播学系列丛书提出宝贵的意见和建议。

是为序。

李珮

2015 年 12 月于毓秀园

序

本书作者刘娟博士作为西南政法大学新闻与传播学院青年教师，于 2014 年在清华大学获得博士学位，这部著作即在其学位论文基础上成稿。由于她身兼教职，在读期间我们交往无多，只在论文阶段参与其开题、中期检查、论文答辩等环节。起初，她同其他学生一样，进入学科前沿两眼一抹黑，如同新兵进入实战难免手足无措，但不久，她就显示出良好的学术资质与研究禀赋。做学问先得坐板凳，她不仅在图书馆、档案室老老实实地坐了很长时间的冷板凳，查阅大量一手文献资料，而且许多资料都是一页一页手抄的。她说道："以前从来没做过历史研究，对档案查阅整理的知识几乎为零。第一次走进重庆市档案馆，调出民国时期的卷宗，整个人都傻了。习惯了电子化的规范文件，对当时笔迹各异的档案，不要说找到逻辑，就是把那些字都认出来，对我来说都是一大难题。于是我每天白天在档案馆找资料，晚上回家之后再一字一句地把它们辨认抄录出来。"

这篇学位论文是以健康传播的理论为视角，研究重庆近代开埠至新中国成立初期，即 1891 年至 1952 年，天花的防治与灭绝问题，包括种牛痘等信息如何传播。民国年间的烈性疫病有十三种之多，致死率最高的为鼠疫、霍乱和天花。如今，天花早已灭绝；而在旧中国，天花却是一种常见病，居高不下的儿童死亡率也与此有关。现在，种牛痘、防天花的常识家喻户晓，从城市到农村，从内地到边疆，适龄儿童都有种牛痘的经历。而新中国成立前，仅在重庆就可以看到，种牛痘有多么费劲，"健康传播"又多么难以奏效。为此，刘娟选择了这一研究课题。记得中期检查时，虽然论文八字才有一撇，但她的侃侃陈述以及丰富翔实的资料、渐渐清晰的思路等，已让大家看到了一项有价值成果的研究雏形。

当然，好事多磨，高水平研究更不可能一帆风顺。比如，由于不良学风的潜在影响，尽管她的论文资料、相关背景以及前期研究包括数据统计等，都已非常明确地显露一个事实：清末民国忙活半个多世纪也未消灭的天花，随着新中国的成立迅速终结。但她的初稿不仅止步于这一画龙点睛的神来之笔，还生搬硬套一些舶来理论，致使结论曾显得不伦不类、莫名其妙。而一旦解放思想，突破束缚头脑的条条框框，认真直面历史事实及其逻辑关系，探究其来龙去脉与前因后果，那么所谓中国特色、中国气派、中国风格的学术思想以及传播理论也就水到渠成了。

现在，这篇学位论文经过一年多的修订终于付梓，我为这一独创性成果感到欣慰。在我看来，这篇论文弥足珍贵的地方，是一种我们致力倡导的治学精神与科学态度：不唯书、不唯上、不唯洋，只唯实。其中，我印象尤深的是，论文通过步步为营的考察，得出令人深思的结论：旧中国半个多世纪未能解决的传染病防控，更不用说根治问题，新中国短短几年就彻底实现了；其中除了各种主客观条件，最重要的一点还在于两种世道，两种路径；旧中国尊奉精英路线，新中国实行群众路线。而后一种“健康传播”的路径，如同我们熟悉的人民战争方略，不仅推翻了三座大山，实现了国家独立、民族解放、人民自由，而且也通过大规模的爱国卫生运动、宣传教育以及数十倍增加的接种疫苗人数，一举解决了天花等传染病的防控难题。这个结论看似寻常，不如专业主义、公共领域等新潮学理听起来高上大，但深究起来却耐人寻味。比如，什么是群众路线？群众路线的社会历史意味何在？2014年，修远基金会的一份研究报告《群众路线：人民民主的当代实践形式》写道：

群众路线作为一种中国共产党宝贵的历史资源，其理论和实践意义，仍有待深度发掘。

群众路线的要旨，在于它是一个自上而下与自下而上相互循环的动态政治过程。

在城市革命遭受挫折之后，以毛泽东为代表的共产党员接受中央指派，进入广大农村地区发动群众运动。一个突出的问题是，先进的理论并不能吸引农民，党员必须把这些理论本土化、在地化、物质化，用“土地、大米、馒头”讲清楚何为剥削，讲清楚为什么要反抗……

党员为了能指导农会工作，要保持权威，就得注重农民的诉求，改变作为知识分子常有的教条主义的工作作风，更注重中国现实。

这种“星火燎原”的工作模式，成本低、见效快，并且使得中央与基层的沟通更为畅通、有效，这可以说是一个“从群众中来，到群众中去”的过程：群众成为政治的参与者，而党也成为大众政治的一部分，它们相互塑造，水乳交融。（《文化纵横》2014年第六期）

刘娟的新作也为上述理论概括提供了一个新的鲜活案例，而诸如此类的案例以及反面案例，在中国的革命、建设和改革年代俯拾皆是。至于为什么是群众路线而不是其他路线，说到底还是为什么人的问题。就在草拟这篇拙序时，看到凤凰卫视出版中心主笔玛雅博士的访谈《国家治理能力视野下的医改困局——访北京大学中国健康研究中心主任李玲》。访谈从两个医改人物及其命运谈起，一个是由于安徽宿迁模式而步步高升的仇和，一个是因为陕西神木模式而明升暗降的县委书记郭宝成。玛雅问道：支持全民免费医疗，在学界、政界的“市场派”看来，这是逆天之举吗？李玲教授答道：

全民免费医疗是社会主义国家创立的。现在世界上大多数国家都给老百姓提供免费医疗，中国作为社会主义国家为什么做不到？这不是能不能做的问题，而是愿不愿意做的问题。当初郭宝成在神木进行医改，财政部有官员质疑他，怎么能免费呢？全民免费是兜不住的。可是神木做到了，人均 300 元，县委书记和普通农民待遇一样。郭宝成说，经济发展了，政府有钱了，不就是给老百姓谋福利吗？所以，能不能实现全民免费医疗，关键就看“一把手”是不是真的把老百姓的利益放在心上。可是这样的人最后成了“烈士”，为什么？（《文化纵横》2015 年第四期）

为什么？说到底，还是为什么人的问题。群众路线说来说去无非一句话——全心全意为人民服务，正如我们的国号是中华人民共和国。同样，旧中国疫病防控走精英路线，归根结底也在于此。1934 年，国难当头，民不聊生，而蒋介石却搞起一个提倡礼义廉耻的“新生活运动”，南京国民政府为此发布的《新生活须知》，对衣食住行规定得不厌其详，包括种痘防疫等条款：饮具须净，食物须洁；饮嚼无声，座必正席；饭屑骨刺，毋使狼藉。黎明即起，漱口刷牙；剪甲理发，沐浴勤加。厨房厕所，尤须净扫；捕鼠灭蝇，通沟清道。和洽邻里，同谋公益；互救灾难，种痘防疫……看到这些具文，怎不恍若隔世，不知今夕何夕。王树增在新作《抗日战争》中写道：“连年的自然灾害、军阀混战以及日本入侵引发的战乱，令这片国土上的难民和流民在死亡线上挣扎；由于贫富差距的巨大以及社会不公的加重，占这个国家绝大多数人口的农民常年衣不蔽体、食不果腹，苦难深重中的百姓怎么可能做到食具要干净，物品要排齐，走路胸部要挺出，衬衣要常洗，头发不超过二寸？”当然，又怎么可能“厨房厕所，尤须净扫”“互救灾难，种痘防疫”，当时所谓的健康传播即便用心良苦，也是既难健康，也难传播。

关于健康与社会，刘娟的论文作了有说服力的传播考察，而玛雅、李玲对访谈又作了富有启发性的社会分析。所以，读刘娟的著述，获得一种历史的澄明；读玛雅与李玲的访谈，又获得一种现实的反思。

是为序。

李 彬

2015 年于清华园

目　录

第一章 绪论

第一节 选题缘起

“生老病死”是关涉人类的永恒命题，佛教称之为“人生四苦”。受知识水平和宗教迷信的影响，中国古代有六气（阴阳、风雨、晦阴）致病的学说；西方，中世纪以来，则认为疾病具有道德劝谕和惩罚的隐喻，人类内心深处的各种恐惧都与之相关。瑞典的病理学家韩森（Folke Henschen）曾说:“人类的历史即其疾病的历史。”①[1]而纵观人类文明史，疫病又毫无疑问是人类生存的头号敌人。从公元6世纪出现的“查士丁尼瘟疫”、14世纪的黑死病，到16世纪欧洲泛滥的鼠疫、17—18世纪世界流行的天花和1918年在美国暴发的“西班牙流感”，这些流行性传染病夺走了数以亿计的生命，在不同时期影响了文明的进程，给人类带来了无尽的恐慌和哀伤。直到今天，肺结核、艾滋病等疫病仍像暗中潜伏的幽灵，时刻威胁着我们的健康。

近代科学出现之前，人类只能任由疫病肆虐，无计可施。现存的大量文学作品和神话传说，记录了瘟疫在人类历史进程中留下的深刻印记。希腊神话中的潘多拉魔盒和俄狄浦斯的故事，将疾病赋予社会学的意义，隐喻人类为自身罪行所遭受的惩罚[2]；薄伽丘（Boccaccio）的《十日谈》以14世纪著名的“黑死病”为背景，讲述了瘟疫流行时的世态万象[3]；诺贝尔文学奖获得者，法国作家加缪（Camus）和

① The history of mankind is the history of its disease.

葡萄牙作家萨拉马戈（Saramago）的小说《鼠疫》[4]和《失明症漫记》[5]，则赋予瘟疫寓言的意义，在人力不可抗的恐惧中重新审视人性和社会制度；加西亚·马尔克斯（Garcia Márquez）的《霍乱时期的爱情》跨越半个世纪的岁月，主人公历经了爱情的种种可能，因其交错瘟疫、时光及人性的复杂背景，被誉为“人类有史以来最伟大的爱情小说”[6]。

由于缺乏科学的解释，围绕疾病展开的宗教仪式和民俗成为不同时期人类文明中共享的历史印记。直到1865年，法国微生物学家路易斯·巴斯德（Louis Pasteur，1822—1895年）提出微生物是导致瘟疫的病因，并将之称为“病毒”，才使得人类真正摆脱了长期对瘟疫近乎无知的状况，开始运用科学的手段应对瘟疫。1928年，英国细菌学家亚历山大·弗莱明（Alexander Fleming，1881—1955年）发明了青霉素（Penicillin），使人类对抗瘟疫的手段有了质的飞跃。19世纪以来，随着免疫科学的不断发展、医疗条件的持续改善和各国公共卫生制度的建立，传染病的致死率持续下降，一时间瘟疫吞噬数千万人生命的时代几乎已经终结，但“疾病与人类的关系依然存在，并将继续与人类长久共存”[7]。进入21世纪，短短十年间，来势汹汹的流行疾病几乎已经成为地球的常客：2003年美国疯牛病（BSE）、中国“非典”（SARS）；2004年安哥拉马尔堡出血热（Marburg）；2007年刚果埃博拉出血热（Ebola）；2008年巴西登革热（Dengue Fever）、津巴布韦霍乱（Cholera）；2009年中国的手足口病（HFMD）和2013年中国暴发的H7N9禽流感……疫病像是大自然的自我规制和能量平衡，在不同的时期以不同的面貌出现，警示人类自身能力的局限，提醒我们尊重地球上共存的其他生物。

《逼近的瘟疫》（*The Coming Plague：Newly Emerging Diseases in a World Out of Balance*）[8]是美国记者劳里·加勒特（Laurie Garrett）在20世纪90年代末出版的长篇纪实作品，作者以其公共卫生的学科背景和新闻记者的职业视野描述出一个让人沮丧但不得不正视的主题：人类在与瘟疫的战争中打了败仗。在2008年的中文版自序中，作者称，随着新世纪的到来，控制流行病的传播对信息公开透明的要求显得更加迫切。各国的科学家和政治领导人都在研究如何互通信息，快速采取公共卫生措施，使世界免受毁灭性流行病的破坏。审视信息传播对于公共卫生与全民健康的价值，是本书的出发点，亦是研究健康传播对于应对疫病防治的现实意义。

第二节 文献回顾

美国历史学者麦克尼尔（William H. McNeill）提出，人类自身对传染病流行有着不可推卸的责任，几乎所有传染病模式的改变，均由人类行为模式变换所引起。在麦氏观点的基础上，有学者进一步提出疾病是“人类历史的基本参数和决定因素之一”；而人类自身的活动和行为举止又往往会引发其流行。[9]这一思路将疫病与人类的关系，从单一的细菌感染与抑制的生物学领域拓展到社会体系、环境变迁、科技进步、行为变化等人类生活的诸多方面。近年来，已有越来越多的学者涉足疫病研究，他们从历史学、社会学、人类学、传播学等路径出发，探寻疫病、人与社会之间的关系。

哈佛大学医学院教授凯博文（Arthur Kleinman）认为，疫病研究有三个维度：疾病（disease）、疾痛（illness）与病患趋势（sickness）。[10]这三个不同的概念关涉不同的研究领域：疾病指基于某种疾痛集体经验的病理解释，是一种生物结构或者生理功能变异；疾痛指症状、苦楚和困扰等疾病带给病患的感受；而病患趋势则是某种疾病患者群体与宏观社会（政治、经济、制度）势力的关系的总和。如果说“疾病研究”侧重的是“病”的话，“疾痛研究”与“病患趋势研究”则聚焦在了“人”。借用凯博文教授的分类，以下笔者从“人”的角度出发，梳理国内外已有的相关疫病的研究。

一、历史学研究

学术意义上真正的疾病史研究开始于19世纪下半叶。《地理和历史病理学手册》（*Handbook der Historisch-geographischen Pathologie*）由德国医史学家赫尔希（A. Hirsch，1817—1894年）所著。在这套两卷本的著作中，赫尔希按照时间和地域的划分，从历史和地理学分布的角度对各种疾病加以论述。1886年，该书被译成英文，成为疾病史研究的经典之作。20世纪以来，疾病史研究日趋繁荣，如《耗子、虱子与历史》（*Rats，Lice and History*）、《疾病与历史》（*Disease and History*）以及《人类疾病的起源》（*The Origins of Human Disease*）等，都是疾病史研究的重要著作。《剑桥世界人类疾病史》（*The Cambridge World History of Human Disease*）[11]堪称当代西方疾病史研究的代表性著作。主编基普勒（K. Kiple）以东西方医学源流中不同的疾病观念及其变化入手，考察了疾病在世界不同地区的分布、主要特点及疾病地理学，本书以鼠疫、天花、艾滋病等100余种给人类社会带来巨大影响的主要疾病为例，论述了这些疾病的发生历史及人类对其的认识过程。

古希腊以来，在漫长的历史进程中，人类逐渐对传染病、代谢病等近百种疾病有了深入的认识，这一过程在《疾病的经典描述》（*Classic Description of Disease*）一书中得以还原[12]；《征服流行病：观念史》（*The Conquest of Epidemic Disease: A Chapter in the History of Ideas*）以人类对流行病的认识更新为脉络，讲述了从神灵、上帝的惩罚到自然哲学的不同疾病观，从中伴随现代医学"传染"概念的诞生、细菌理论建立的演化史，以及人类试图征服瘟疫的种种努力[13]；在《健康与疾病的概念》（*Concepts of Health and Disease*）一书中，卡普兰（A. Caplan）等则描述了疾病概念的历史演变[14]。

到中国近代，有关疾病史的论著可上溯到《中国医学史》[15]。这本专著里设有"疾病史专篇"，讨论了35种疾病的名称、诊断方法及其治疗的历史演变，其中传染病占18种。王吉民、伍连德的《中国医史》对近代流行的主要疾病如天花、鼠疫、霍乱等有较为翔实的记载[16]。现代中国有两部疾病史著作被认为是"最值得注目的"[17]：陈胜崑的《中国疾病史》[18]和范行准的《中国病史新义》[19]。陈著利用清末至民国期间的"海关报告""博医会报"等英文资料，探讨了中国近世的传染病，是一本围绕特定主题的论文集。在全书21章中，有9章直接涉及霍乱、鼠疫、天花等烈性传染病，另外有2章虽在谈论预防医学与保健卫生，但实际也与传染病密切相关。范著则以疾病为纲，分13编论述了我国自古代以来对各种疾病的认识过程，如病因、病名、症候和治疗等在不同历史时期的特点及发展变化。

梳理以上论著我们可以发现，传统的疾病史研究，集中在对古代疾病病名的考证、疾病的流行病学史，以及诊断、治疗与预防成就的评述等。由于在相当长的时期里，医学史被实证主义所垄断；伟大的医生、医学知识的进步和疾病诊断治疗技术的发展一直是医学史和疾病史研究的主旋律，因此这样的研究被称为医学的"辉格史"（Whiggish history），是"由医生为医生所写的关于医生的事"①[20]。自古代开始到20世纪初，受传统社会医疗技术及其手段的种种局限，先辈经验及疾病史研究成为医生们学习了解疾病特点的重要途径。近代社会，随着科学技术的不断发展

① by doctors about doctors for doctors.

及医学水平的不断进步，建立在疾病史研究基础上的“回溯诊断”（retrospective diagnosis）越来越丧失其最初的临床意义，疾病史研究成为历史学科里以“疾病”为载体的“过去和现代的对话”。

这一研究取向随着20世纪80年代西方新文化史（new cultural history）的崛起而改变。当代西方史学经历的由“社会史”向“文化史”的转向，可以看作是近30年来西方史学最主要的一个发展趋势。周兵在《新文化史：历史学的“文化转向”》一书中详细论述了新文化史的理论来源及其与微观史学的关系，认为法国的“日常生活史”（histoire de la vie quotidienne）和心态史影响了意大利的微观史学，后者又与德国和奥地利的“日常生活史”（alltagageschichte）、英国的“个案史”（case history）和美国的微观史学（micro-history）关系密切[21]。随着新文化运动的发展，传统实证主义史学所热衷的精英文化、真实的存在和因果关系等问题被搁置，大众书写的历史、历史现象的建构性与意义的破解和诠释得到重视。人类学的深描法和后现代的叙事理论被借用，细节刻画和历史叙事成为重现文化现象及其意义的重要手段。

伴随微观史学和新文化史的发展，如日常生活、物质文化、性别、身体、形象、记忆、语言、大众文化等一些新课题的研究得到显著发展，疾病研究则逐渐从关注病理的疾病自然史扩展为将健康、疾病和医学与当时的社会与文化联系起来的疾病观念史和疾病社会史。如果要对这一时期社会研究各种“新”流派的成果加以概况的话，大致可以冠以“后现代主义”这一标语。后现代史学思潮冲击下的研究主题尽管各式各样，方法也不尽相同，但似乎都对“权力”特别敏感：“通过对各种文化体系的调查去研究话语、仪式、再现中的权力运作机制、所使用的技术手段以及所达到的成效，从而揭示权力是如何通过控制知识的生产来展开博弈的”[22]。

《汉书·艺文志》曰：“方技者皆生生之具”，认为医疗就是维护生命的知识和方法。就普通人而言，一个人处理生老病死的不同方法形成各异的文化，其中医疗占有重要的分量。借助卫生和疾病两个维度，医疗史将历史研究最终落实到具体的生死问题上[23][24]。梁其姿于1987发表的两篇涉医研究《明清预防天花措施之演变》[25]及《明清医疗组织：长江下游地区国家和民间的医疗机构》[26]使她成为中国史学界第一位真正涉足医疗社会史研究的先行者。1992年7月，台湾史学家杜正胜召集一批青年学者，组成了“疾病、医疗和文化”研究小组，开始了中国新史学视野下的医疗史研究。

30年来，台湾史学界在医疗史领域研究成果颇丰。2012年中华书局出版了台湾“生命医疗史”系列丛书，含《从医疗史看中国史》[27]《帝国与现代医学》[28]《中国中古时期的宗教与医疗》[29]《性别、身体与医疗》[30]四本。林富士总结了疾病史的四种研究路径和五项研究课题，呈现了台湾疾病史研究的阶段性成果及未来研究趋势。这四种研究路径为医学史或医疗文化史、历史—地理病理学（historico-geographical pathology）、病因学（etiology）、社会史和文化史；五项研究课题则是疾病观念和医疗方法、疾病与自然环境、疾病与人群、疾病与社会（文化）和疾病的流行[29]。

在台湾同行的倡导下，中国及香港学者也陆续加入医疗史研究。张剑光在梳理中国古代传染病发生史实的基础上，总结了古人救疫抗灾经验、中医名家治疗传染病的药方及历代政府参与疫病防治的措施，指出严重的疫病灾害压抑了人口的自然增长，对社会发展产生了巨大的破坏作用[31]；余新忠从清代江南的瘟疫与社会入手，从时间、空间及瘟疫种类等指标描述疫情特征，认为水传播是特别重要的传播途径，瘟疫频数增多而杀伤力有所减弱，社会影响方面主要体现在心态及风俗信仰，而天灾是疫病产生的诱因，人口则是影响瘟疫分布的关键因素。同时社会力量是疫病防控的重要力量，江南地区防疫能力的进展，有其地方经验，是社会自身孕育的结果[17]；杨念群将历史研究还原到“讲故事”的本质，把清末至现代中国的疾病隐喻、传教角色、生死控制、空间冲突、中西医资源的互动，以及政治表象、社会动员技术和乡土网络之间的紧张关系，以情景化的描述加以串接铺陈，展示了作为隐喻和技术“医疗”与现代政治构成的复杂纠葛[32]；张大庆则以1912年至1937年为时间节点，考察中国近代疾病的构成与流行趋势，近代疾病观念的转变及其与当时社会文化变迁的关系，医学建制化在重构疾病防治体系中的作用，医学社团、大众传媒、社会运动对疾病控制的影响，以及近代医学的技术化取向和医院权威的建立对医患关系的影响等，审视中国近代疾病的社会文化意义[20]。

中国第一部医疗社会文化史研究论文集是余新忠于2009年主编的《清以来的疾病、医疗和卫生——以社会文化史为视角的探索》。这本论文集收集了中、美、日等国18位学者的论文，从理论与方法、中西交汇下的医生与医疗、疾病及社会应对以及近代语境中的“卫生”四个主题展开讨论，展示了中国与国际史学界就疾病医疗领域前沿研究的学术对话[33]。

香港地区有杨祥银（2007）以香港东华三院引入西医的过程与中西医服务的变

迁为例，考察西方医学在近代中国传播过程中发生的中西医对抗与互动关系，以及华人社会对西医的认可与接受过程[34]；作为国际医疗社会文化史学界的领军人物，香港大学教授梁其姿 2012 年在中国出版的论文集《面对疾病：传统中国社会的医疗观念与组织》汇集了作者过去 20 多年间的医史研究成果，从医学知识的建构与传播、医疗制度与资源的发展，以及疾病观念的变化与社会的关系描述了明清医疗制度及天花问题的研究[35]。香港作为前英国殖民地，其中西方文化汇聚的复杂历史背景，使得这一地区有关医疗行为中中西医的权力关系和政府及民众不同时期的态度角力显得格外有趣。

总的来说，目前医疗史研究涵盖四个领域：一是在具体研究中引入以往通常被忽视的疾病医疗；二是考察和钩沉疾病、医疗及其相关的问题；三是，探寻疾病、医疗与社会的互动；四是以与疾病、医疗自身或者相关的某一内容为切入点，分析、讨论或诠释社会历史发展中的某些重要问题。[7]作为还原历史真相的社会科学，历史学的研究立足点在于加入疾病这种“人类共同的、普遍的、恒久的生物性经验”，还原人类“完整而真确”的生活印记。笔者认为历史学通过上至官书、方志、档案、资料汇编等官方记载，下至诗文集、笔记和小说等民间资料的各种途径搜集证据，以及解释历史现象时关注大众文化的视角，都是值得本研究借鉴的。

二、社会学研究

医学社会学与医学人类学是社会学领域涉及疾病研究的主要分支，两者的发展轨迹相似且互为补充。医学社会学关注健康和疾病的社会原因和社会后果，倾向从社会梯度（social gradient）、文化建构（cultural construction）、行为基础（behavioral foundation）及社会组织（social organization）四个层面展开研究；而医学人类学中的“医学”是一个非常宽泛的概念，它不仅指系统化的医学科学，还指人们对疾病的认知，以及为解决或缓解病痛而采取的实践与行为。医学人类学质疑单纯的医学角度，倾向于从“人”的角度出发，关心非西方文化社会中的涉医问题。

以《西方的兴起》（*The Rise of the West*）蜚声世界史林的美国历史学者麦克尼尔于 1976 年出版的《瘟疫与人》（*Plagues and Peoples*）一书，堪称医学社会学领域的经典著作。作者从史前时代说起，介绍人类在征服自然的过程中与传染病的关系，以及传染病对人类文化所造成的影响，纵横捭阖 5 000 余年，采取“真正从整体审视人类文明发展的大历史观”。作者首次将疫病史纳入历史诠释的范畴，揭示各种流行性传染病循环往复的模式，及其对过去和当代历史所产生的深远影响。书中作者借用了“微寄生”和“巨寄生”的概念。所谓“微寄生”，泛指各种侵害人体的致病微生物；“巨寄生”则指人类生存和社会活动的天敌，如各种大型动物、其他族群或阶级（征服者、统治者）等。人类大部分的生命在“病菌的微寄生”和“大型天敌的巨寄生”之间，处于一种危险的平衡。总的来说，微寄生与人类宿主之间的关系依靠生物的自然调适能力，基本能够维持一种内涵上不断变化，但总体保持均衡的关系。但人类任何生产方式和生活习俗的改变，或者生产能力的提升和交通的发展，都有可能导致这一均衡关系被破坏。麦氏提出的自然环境、社会环境、瘟疫与人之间的相关性，引领我们跳出“流行病是纯粹的疾病”这一传统窠臼，以整体论的思维模式反省人类行为。[9]

“目视”是法国哲学家福柯（Michel Foucault，1926—1984 年）哲学思想的关键词之一。在其代表作《临床医学的诞生》中，福柯将医学发展描述为三次空间化，剖析了医学目视从分类医学到症状医学，再从症状医学到解剖临床医学的历史发生过程。[36]他认为流行病是特定历史时期的“集体现象”，通过“多重目视”，作为科学的医学话语逐渐被解构，随即建构起来的是医学—政治的权力网络。医生被赋予社会责任、道德与科学权威和政治功能，权力则通过政治当局对医学实践的控制和特权医学机构对医务工作者的控制实现现代医学对社会的双重控制。获得行政权力的支撑后，医学从消极的认识转变为积极的行为，实现对公众生活的干预和介入。现代医学目视通过“解剖临床目视”和“公共卫生目视”对人们的生活进行全面关切；医学不再局限于医生与患者之间因为疾病产生的关联，而是扩展为现代技术代表的权力参与政治体制，从而实现对全体人群（人口）的全面监控。医学、视觉与权力之间的现代性关联，是福柯形成其“目视”哲学批判体系的重要逻辑线索。[37]

作为 20 世纪最重要的西方哲学家之一，福柯的研究不仅剖析了现代医学这一科学话语如何在权力生产机制中被解构，而且奠定了医学化研究的理论基础。医学化（medicalization）指像对待需要医治的疾病一样，对道德上不能接受或社会不期望的行为进行医学处置[38]；或者原本不属于医学的社会问题以医学化的手段解决，将之变为医学问题的过程[39]。卢景国指出，医学化的理论渊源有三：一是帕森斯（Parsons）的“病人角色理论”，二是萨兹（Thomas Szasz）和戈夫曼（Erving Goffman）基于符号互动论视角的标签理论，三是福柯的有关身体规训、医疗凝视、监控、真理政权等概念。[40]医学化研究发现，随着医学的社会控制功能越来越突出，一些日常生活被纳入医学统治、管理和影响之下。左拉（I. K. Zola）认为医学正在逐渐取代法律和宗教“成为社会控制的主要制度”；道德中立、客观的专家“以健康的名义对社会实行终极和绝对的真理判断”[41]。伊里奇（Ivan Illich）则指出当代社会中技术、专业和体制带来的权力垄断日益突出，“医疗系统成为健康的主要威胁”[42]。

意在维护健康的体制却成为健康的威胁，使得疾病本身成为一种利器，被带入文化象征领域。《疾病的隐喻》是美国文学评论家桑塔格（Susan Sontag）的代表作之一，发表于1990年。这本文集收录了《作为疾病的隐喻》（*Illness as Metaphor*，1978）和《艾滋病及其隐喻》（*AIDS and Its Metaphors*，1989）两篇批评文章。作者认为18世纪以来，社会和地理的流动，使得财富和地位已经不再是人们与生俱来的东西，而服装和疾病则转而成为确认人类价值的新方式。服装与疾病双双变成比喻，从指身体的外部装饰性与身体的内在装饰性两个层面出发，喻示人们对待自我的新态度。通过考察疾病（尤其是传染性流行病）如何被一步步隐喻化、从“仅仅是身体的一种病”转换成一种道德评判或者政治态度，作者试图推翻附着在疾病之上的种种象征意义，从而为其所代表的资产阶级夺取文化领导权。桑塔格在罹患癌症的个人体验中，意识到疾病的隐喻使患者蒙受的羞辱和痛苦甚至远远大于疾病本身，“它经常进入政治和种族范畴，成为对付异己分子的修辞学工具，”因此对患者而言，真正的解放和抚慰是“使疾病远离这些意义、这些隐喻”；摆脱的方式不是回避，而是揭示和批评[43]。

相较于医学社会学对体制与权力的批判，医学人类学关注的是被疾痛困扰的人的状态。发端于异文化研究的人类学研究在20世纪30年代因费孝通先生的博士论文《江村经济》发生改变，在这之前“不论在英国还是美国，社会或文化人类学……一直是以当时被欧洲人称为的‘野蛮人’作为研究对象的”[44]。伦敦大学人类学系主任马林诺夫斯基（B. Malinowski）认为费先生的研究是“一个土生土长的人在本乡人民中间进行工作的成果”①，费先生摒弃“文野之别”的研究思路，开创了人类学关注常人研究和微观视野的新风气。

潘光旦和许烺光是中国老一代人类学家中涉足医学相关研究的代表人物。在1937年出版的《民族特性与民族卫生》中，潘光旦分析了旧时中国人的陋习对国民

① It is the result of work done by a native among natives.

健康水平的影响，认为民族分子的能力和品质不仅决定了一个民族的盛衰兴亡，还影响着人文主义的优生学以及人的适应力和应变力；许烺光的《云南西部的魔法与科学》（Francis Hsu，1943）用田野调查的方法记录了 1942 年云南西镇暴发的一场霍乱；在后来出版的英文著作《驱逐捣蛋者》（Francis Hsu，1983）一书中，许先生更加细致地解读了他在云南西镇所收集的田野资料，并且将 1975 年他在香港亲身经历的一次鼠疫流行情况也纳入了本书的分析之中（许烺光，1997）。[45]

哈佛大学医学教授凯博文的《苦痛和疾病的社会根源：现代中国的抑郁、神经衰弱和病痛》一书是西方人研究中国“文化大革命”幸存者及其所遭受的创伤的早期著作之一，他也是第一个在中国开展人类学和精神病学田野研究的西方学者。凯博文在此项研究中提出了理解中国病人病痛体验的三个主题：神经衰弱（neurasthenia）、抑郁（depression）和躯体化（somatization）。由于精神疾病在中国的污名化，“神经衰弱”成为“抑郁”这一社会问题医学化的处理方式，表述为病人精神体验的各种苦痛的身体反应。[46]

凯博文的研究引领了一批学者，使医学人类学在 20 世纪末期的中国展示出旺盛的生命力。景军在梳理 1990 年以后发表的涉及医疗人类学的期刊文章、硕士和博士论文及出版的教科书后指出，国内医学人类学高度关注两大研究领域：第一，与少数民族紧密相关，如健康理念、民族医学、医疗多元化、村医与现代医学的实践以及健康与生态环境的关联；第二，与艾滋病相关，如风险观念及行为、高危人群的社会组织、人口流动、吸毒与戒毒及血液买卖等问题。其他的研究题目，相对比较集中的有自杀问题、就医行为、疾病歧视及临终关怀等公共卫生问题。[45] 2000—2003 年，吴飞在华北孟陬县历经 18 个月开展田野调查，试图解读当地的自杀现象。在《浮生取义：对华北某县自杀现象的文化解读》一书中，作者在现实语境下重新思考中国文化中的“生命”和“正义”的问题，从家之礼、人之义、国之法几个层次理解现代中国人的幸福与尊严，显示出一个社会学者的人文情怀。[47]

涉医问题的社会学研究有其自身的学科框架，权力、体制、医疗运行及“人”在其中扮演的角色是研究的焦点。受此启发，笔者认为社会文化、政治经济和建构主义的视角也值得在本研究中予以关注。

三、公共卫生学研究

公共卫生学是涉医研究的另一大分支。不同时代人们对公共卫生（public

health）有不同的理解和认识，具有代表性的定义包括 Winslow 定义、Vickers 定义、IOM 定义及中国的吴仪定义。2003 年，世界卫生组织（WHO）专家罗伯特·比格尔霍尔（Robert Beaglehole）在综合了多种公共卫生既有界定后，提出“公共卫生是改善人群健康和减少健康不平等的联合行动”。公共卫生的内涵可概括为疾病预防（prevention）、健康保护（protection）和健康促进（promotion），有其社会公正性和政治内涵。[48]

武斌认为，17 世纪以前欧洲开始的人类社会第一次卫生革命实则是瘟疫横行的衍生品；到 19 世纪上半叶，人们已经普遍认识到城市中恶劣的公共卫生状况是造成大规模瘟疫的主要原因，这一认识迫使政府实施控制和提供公共服务。英、法、德、美等西方国家先后成立专门的政府部门负责公共卫生事务、制定卫生法规、兴建现代卫生设施，卫生教育的普及也逐渐改变了民众的个人卫生习惯。[49]

中国的卫生行政体系是 19 世纪后期随着西方殖民主义的侵入而建立起来的。中国社会的精英阶层接受了“国家问题医学化观点”（medical view），试图以医学化方案解决社会问题，故“卫生”和“疾病”成为当时社会精英阶层通过特定的任务唤醒中华民族、实现国家现代性的中心议题。清末民初，在中国所处的困境中，“卫生”隐含了多层意义：它表现出一种中国的政体、社会及个人，试图从落后、“病态”的传统提升到更加“健全”的“现代”文明的需要。对“卫生”的追求，不单表现在个人身体与精神上的提升，也是整个民族国家的集体提升。“卫生”意味着“健康”不再仅仅只是个体的“养生”问题，而表现为一种公共领域事务。[50]鉴于民国时期全国各地卫生行政的建构和实施各不相同，目前较为常见的多为区域性研究。

2003 年“非典”之后，出现了一批高质量的硕士、博士学位论文，陆续钩沉和反思了近代以来的各地公共卫生体系建设。以 1898—1949 年的上海为例，彭善民认为租界公共卫生实践在规范市民日常生活行为及培养市民卫生意识方面，起到了积极的作用；而市民卫生意识的觉醒又促使其广泛参与到公共卫生领域的各项实践，二者之间的良性互动进而促进了上海早期市民社会的形成，并在这座中国最早开放的口岸城市之一推动了都市文明的进程[51]。胡勇以鼠疫、霍乱和麻风病为例，探讨 1910—1949 年间传染病对近代上海政治、经济、文化和社会结构等方面的影响。作者认为传染病一方面造成劳动力、财力的损失并引起社会秩序的混乱，另一方面则促进了公共卫生体系的建立，形成城市救难机制的“上海模式”[52]。柏家文描述了四川地区 20 世纪三四十年代的瘟疫流行情况，指出政府措施、民间参与等在一定程度上制止了瘟疫的蔓延，并促进了四川医疗卫生事业的发展[53]。钟丽从战争、灾荒、人口、环境、经济、风俗等方面探析了疫病传播的各种因素，并认为组织机构的健全及防疫政策的实施使得民国时期山东的卫生防疫事业逐步走向现代化[54]。赵文青描述了民国时期广州市政府对环境卫生的干预和治理状况，认为设置公共卫生设施、建设城市排污系统、发动群众性卫生运动等举措取得了显著成绩，与广州当时的城市近代化形成了良性互动[55]。其他相关议题的论文包括：谷永清《中国近代防疫述论》[56]、谭晓燕《民国时期的防疫政策（1911—1937）》[57]、胡宜《疾病、政治与国家建设》[58]、甄雪燕《近百年中国传染病流行的主要社会因素研究》[59]等。

除学位论文外，有两位学者的研究值得关注。何小莲博士的《西医东渐与文化调适》以基督教新教传教士在中国开展的医学活动为中心，对西方医学在晚清中国传播的路径、范围、成效及其间的困顿作了系统的审视与清理。结合西医东渐的过程，作者认为相较于社会文化核心地位的精英阶层，处于社会文化边缘地位的大众阶层更易于认同与接纳异质文化，这也是西医东渐最后实践的路线是自下而上而不是自上而下的原因。中西医从最初的抗竞状态到后来的并存并荣，实则是异质文化与异质文明的抗争与融合；近代中国西医医疗空间的确立、公共卫生事业的兴建与近代西医教育的发端，医学传教士都起到了重要的作用。[60]

罗芙芸（Ruth Rogaski，2007）以天津为观察样本，从“卫生”一词的古代文献来源出发，讨论在近代中国的社会变革中，“卫生”如何逐步成为一种实现中国精英现代理想的工具性话语，呈现出国家权力、科学进步、身体清洁以及种族健康的复杂语境。“卫生把中央政府、医生、警察、军队、科学家和人民联结成一个整体，共同努力去保护民族的身体，”“卫生”是中国精英阶层的政治改良，试图借由技术实现国家对生命的管理和统制；“卫生”也是一种观念，令个人行为在规训体制中符合国家的目标。对以天津为样本的口岸城市的观察，则显示了日本在近代中国现代化进程中的重要参考意义，它提供了“一种非白人的现代性模式，一种由同伴的亚洲国家创造的对欧洲进步道路的成功模仿”。[61]

梳理以上公共卫生研究，我们可以得到两点启示：一是从地域来看，上海、北京、天津、广州等口岸城市因其开埠时间早、殖民文化卷入深，资料保存完备，研究成果相对丰富；国内其他地区的相关研究则明显乏力，显示出其他地区相关研究的发展空间。二是现有成果多集中在政策法规整理、医疗救治和基本卫生服务等方面，对疾病防控、突发公共卫生事件应急处置、公共卫生监督等公共卫生系统其他方面的研究还有待加强。

四、健康研究的传播学路径

以上笔者从历史学研究、社会学研究和公共卫生学研究方面大致梳理了国内外已有疫病的相关研究，这些学科的方法、视野和思维，扩展了涉医研究的思路。以下我们回到健康传播的视角，找寻本研究的落脚点。

学界普遍认为，现代健康传播发轫于20世纪70年代前后的美国。1971年，美国心脏病学专家法奎尔（Dr. Jack Farquhar）和美国传播学者迈克比（Dr. Nathan Maccoby）共同发起了“斯坦福心脏病预防计划”（Stanford Heart Disease Prevention Program，SHDPP）。这是一个以社区为单位的健康促进运动，旨在号召民众通过降低体重、减少吸烟的方式，降低血压和血脂，进而达到降低心脏病发病风险的目的。SHDPP计划在实施过程中所运用的创新扩散理论、社会学习理论和社会营销策略等理论框架，也为日后健康传播学的发展奠定了理论基础。[62]

20世纪80年代以来，“预防艾滋病运动”的开展使得健康传播研究在以美国为代表的西方传播学界成为显学，依托高等院校科研力量的专业研究机构大量涌现，为学科发展提供了动力。研究发现，从事健康传播的研究人员主要来自四个领域：具有医学和公共卫生学背景的研究人员（50%）、传播学研究者（25%）、社会学和教育学研究者（25%）。[63]

我国健康传播研究起步较晚，学界对这一研究领域的发端有两种认识。有学者认为始于20世纪80年代末的健康教育研究是中国大陆健康传播研究的开端，因而把健康传播研究定位为公共健康研究；二是从传播研究入手，认为传播学者的加入标志着在传播学意义上中国大陆健康传播研究的发端[64]。就目前的健康传播研究而言，公共健康取向仍是较为主流的研究取向。在回顾和分析1991—2002年期间发表在中国专业期刊上的健康传播相关研究成果后，韩纲认为，中国健康传播研究的学术论文主要刊登在医学专业期刊上，研究者集中为医学和卫生领域的专业人员，“传播学者的缺席”成为12年来大陆健康传播研究的重要特征[65]。2012年召开的第七届中国健康传播大会上，清华大学国际传播研究中心发布了《2012年度国内外健康传播研究现状分析》，称经过近10年的发展，传播学者已经告别了过去在健康领域较少涉足的历史，并逐渐在健康传播研究中将传播学领域的研究重点与公共健康工作相结合[66]。

传播学界对健康传播的定义有四种维度：

一是从人际传播的角度，认为健康传播是医患双方在诊疗室里无数的人际传播活动和他们之间的互动关系[67]，这一定义将健康传播严格地限制在疾病治疗的场域内，将研究视野聚焦于人际传播。

二是从医疗体系的角度出发，注重健康传播的效果，认为健康传播是一种将医学研究成果转化为大众健康知识的传播行为。通过改变民众的态度和行为，进而降低疾病患病率和死亡率，最终有效地提高社区或国家生活品质及健康水平[68]，这一定义则将国家机构与社区组织纳入了健康传播的研究视野。

三是从传播角度出发，认为健康传播是以大众传媒为媒介，以预防疾病和促进健康为目的，传递健康相关信息的传播行为；在美国传播学学者罗杰斯（E. M. Rogers）看来，健康传播的意义在于将医学研究成果转化为大众可以理解的健康知识，进而改变其态度和行为。通过这种传播行为，疾病的患病率和死亡率得以降低，最终能有效地提高一个社区或国家的生活质量和健康水准[69]；1996 年他又修正了自己的观点，提出健康传播是和健康相关的任何人类传播形式[70]。

此后陆续有国内学者从传播属性出发，对健康传播的定义进行解读和扩展。如胡晓云、李汉帆认为，健康传播是一种制作、传播、分散、分享健康信息的过程，其目的在于通过各种传播渠道的运用，维护和促进人类健康[71]；韩纲则把健康传播定义为健康信息的传递和分享的行为和过程[65]。

四是从健康传播与社会历史的互动效果出发，张自力加入特定的社会和历史环境的指标，将健康传播视为一种传递健康信息、普及健康知识的社会实践活动，认为健康传播具有自然与社会的双重属性[72]。这一定义实际扩大了健康传播的外延，为未来的研究添加了社会学指标。

在不同社会科学分支的涉医研究中，“医生—患者”之间的关系是学者们共同关心的话题。美国社会学家福斯特认为，传统意义上医学社会学者是从医学角度来研究和分析卫生保健问题的。对于同样的医患关系，医学社会学偏重的是研究医生；而医学人类学注重的是研究病人。就本质而言，前者研究的是医疗（包括医生）管理；而后者所起的作用，相当于消费者的辩护人。[73]

根据福斯特的观点，健康传播研究的着眼点在于医患关系中的沟通、理解、误解及其引发的效果。如果把“患者—医生”之间的关系作为一个模式图分解，那么医学人类学关注的是横线左边，医学社会学关注的是横线右边，而健康传播关注的是横线本身（见图 1—1）。

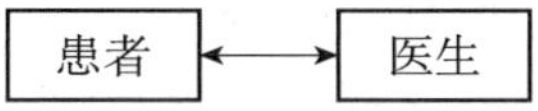

图 1—1　狭义的医患传播模式

在加入传播行为的各要素及“医疗与社会体系”变量后，张自力将狭义的医患传播模式修订为“情境”中的医患传播模式（见图 1—2），指出在这一模式中，只有第一对传播关系（患者—医生关系）才是真正产生“医患传播行为”的核心关系，其他 5 对关系共同构成了“医患传播行为”的外部影响因素；并认为“只有被置于具体社会环境中的健康传播，才构成了真实的、完整的健康传播”。

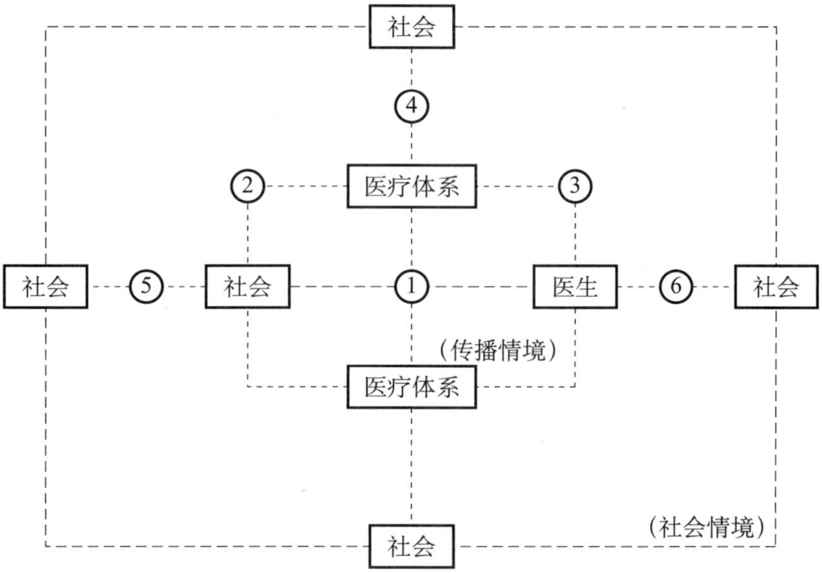

图 1—2　“情境”中的医患传播模式

这一模式最大的贡献，在于将自然和社会属性纳入健康传播的研究框架。人类对健康本能的追求构成其自然性，从结构而言，自然性是健康传播的核心属性；社会性则是社会和历史环境对健康传播的“再建构”。换言之，关注健康信息是人们对健康的本能追求，而受社会历史条件的制约，健康传播的社会性既表现为特定时空的相对稳定性，又呈现出随不同历史地理条件流动变化的特点。健康传播的另一社会性则体现为众多社会关系和社会力量的博弈，各种强弱关系的力量作用形成健康传播社会性的主次之分。影响健康传播社会参与的因素主要有三方面：外部环境的宽容程度、组织规范程度和多元化程度。

在整理健康传播研究的起源和发展沿革之后，我们再来还原拉斯韦尔（Lasswell，1948）的5W传播模式，梳理健康传播的研究路径。事实上不管是否考虑健康传播的社会性，健康传播中的讯息（message）都是促进健康的相关信息，而受者（receiver）则是病患或者试图获得健康信息以促进自身健康的人；加入社会因素之后，健康传播中的传者（communicator）扩大为机构（国家卫生部门、医院、社区、NGO），而传播渠道（channel）则在不同历史时期表现为自我个体传播、人际传播、组织传播和大众传播四级，或是四种层级的综合作用。至于效果（effect），无论公共健康的研究取向是否是传播学的研究取向，无疑都是希望消灭疾病、改变公众态度和行为，进而促进公众健康。因此健康传播的传播学研究路径实为：（1）传者研究，讨论机构（国家卫生部门、医院、社区、NGO等）及个人（医生）在传播健康信息中的意义；（2）内容研究，讨论健康信息在传播过程中的表述；（3）媒介研究，讨论不同历史时期传播健康信息的媒介；（4）受众研究，讨论健康信息的目标受众（病患、有潜在患病风险的人、旨在促进自身健康状况的人）；（5）效果研究，如何实现健康信息的有效传播，如图1—3所示。

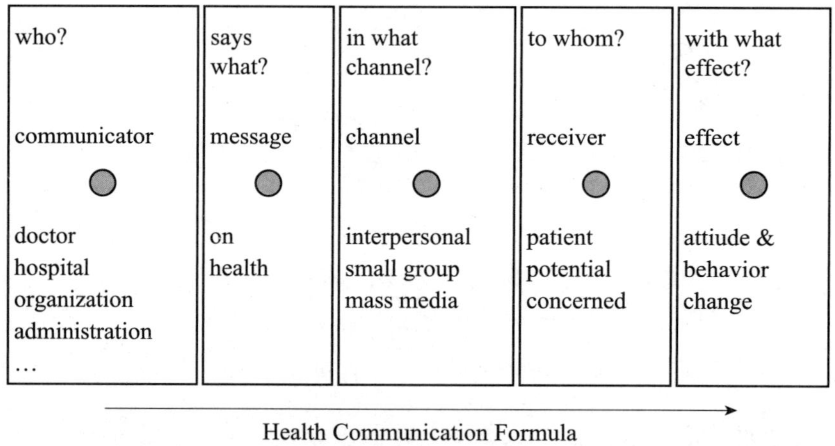

图1—3　健康传播模式图

回顾现有社会学科涉医研究成果，笔者发现专注健康传播行为本身的研究相对空缺。何小莲在其著作《西医东渐与文化调适》中曾触及近代医学传教士对于传播医学观念的作用[60]；张自力以近代以来中国历史上发生的若干次重大疫病流行时间为样本，通过与近代中国社会和历史的发展轨迹相结合的视角对其进行话语分析，将疫病防治中的传播行为置于社会和历史的现场中加以考察，凸显了传播与社会之间的互动[72]；潘荣华以医校报刊、学术期刊、医团报刊为载体，梳理了近代报刊传播西医的状况[74]。但以上研究均侧重“面”上的史料梳理，不是真正意义的传播学研究。沈伟东聚焦民国时期的中医药期刊，因其中医学背景，从梳理经典医案、开发验方角度出发，审视民国医家对中医事业的发展、中医教育和中医行业经营，史料扎实、成绩斐然，但仍是一个基于传媒产品的医学研究[75]。任杰以麻疹疫病防治为实例，讨论防治麻疹病的健康宣传在新旧媒体环境下的变化及特点，论述健康传播在疫病防治中的重要性，是近年来传播学路径明确的涉医研究[76]，但该研究涉及面太广且样本复杂，更像一个研究报告而理论贡献不足。

综上所述，本研究从健康传播的研究路径出发，以重庆地区的天花（smallpox）防治为样本，截取重庆开埠（1891 年）至该地区宣告天花灭绝（1952 年）为时间范围，描述“牛痘接种”这一天花避疫信息如何进行社会传播，进而影响民众态度并最终改变其行为；期待以历史的视角拓展创新扩散理论在健康传播中的运用，并为当下的疫苗注射及疫病防治提供借鉴经验。

第三节 研究思路及方法

一、研究思路

在梳理文献的基础上，本研究落脚在传播学路径的健康传播，在加入“情境”的社会化模式下，从传者（机构及个人）、内容（健康信息在传播过程中的表述）、媒介（不同历史时期传播健康信息的媒介）、受众（患者、有潜在患病风险的人、旨在促进自身健康状况的人）和效果五方面展开研究，讨论健康传播与疫病防治的关系。

用创新扩散理论（diffusion of innovations[77]）检验重庆民众如何接受“牛痘接种”这一创新信息，形成态度及行为改变，最终实现天花这一疫病的灭绝。罗杰斯指出，创新扩散过程中主要有以下元素的作用：（1）某新事物；（2）透过某管道；（3）历经一段时间；（4）在某社会体系内的人们之间的运作；后来部分学者又加上“人”这个元素。本研究拟从以上五个因素说明牛痘接种信息在民众中的传播，这一部分亦是本书的重点与难点。

（1）新事物（牛痘接种）。一般人在决定是否采用某种新事物时，亦会考虑以下因素（Rogers，1983）：相对利益（relative advantage）、相容性（compatibility）、复杂性（complexity）、可实验性（triability）、可观察性（observability）。

（2）传播路径。大众传播：民国时期的种痘书籍、专业医学期刊及报纸副刊；人际传播：痘医—中医、医学传教士—西医、社会权贵阶层、士绅、教员、学生及接种后成功避疫者；其他形式：卫生运动、演讲、海报、广播等。

（3）时间。民众从接触接种信息到采纳的阶段，组织（痘局、医院、政府管理机构）从公布新事物到施行的阶段。

（4）社会体系。社会不同阶层的民众与意见领袖（官员、士绅、商贾、接种并成功避疫者）之间的互动，及不同社会成员对待新事物的态度。

（5）不同人群。依据创新性（innovativeness）的程度，罗杰斯将接受信息的人群分为（Rogers，1983）：创新者（innovators）、早期采用者（early adopters）、早期跟进者（early majority）、晚期跟进者（late adopters）、落后者（laggards），本研究将展现历史背景下接受牛痘接种这一创新事物的案例中以上不同人群的归属。

借鉴已有口岸城市的研究，笔者选择了重庆市作为研究样本。主要原因有：一是在近现代中国史乃至世界史中，重庆有其独特的历史文化地位；二是现有相关领域成果多集中在北京、上海或沿海城市，西南地区内陆口岸城市的卫生问题研究几乎处于空白；三是笔者出生、成长在重庆市，对这座城市既有感情又有了解，这为本研究提供了必要性和可能性。

时间上，本研究以1891年重庆开埠为上限，1952年为下限。"开埠"对于近代中国的口岸城市来说，具有重大的历史意义：它意味着激增的商贸往来、人员流动和城市变化，这些都是麦克尼尔眼中破坏社会均衡关系进而改变传染病模式的显著因素；1952年则是重庆正式宣告天花灭绝的年份。当然这只是一个便于研究和叙述的时间截取，显然历史也并不因人为的划分而割裂。事实上在资料使用和具体问题叙述时，为了论证需要，有时会逸出这个范围。在这段时间里，重庆经历了半殖民地半封建社会、军阀混战、国民革命时期最终进入社会主义时期，伴随着闭关锁国到开放交流，以及第二次世界大战时期中国首都的显赫地位，重庆的公共卫生问题呈现出复杂又具代表性的研究价值。

健康传播是连接医疗行为、健康专业领域和公众健康问题的桥梁[78]。健康传播的价值，与其说是信息普及的过程，不如说是促进健康的社会运动。疾病尤其是流行性传染病同人类的关系如此密切，以至于它们成为构成人类历史无法回避的重要议题。加之西方医学进入近代中国后，促进了中国社会重新界定身体、疾病、卫生观念和行为，这期间所呈现的制度变革和观念更新，往往和政治局势、文化思潮、社会形态、民族认同和国家观念纠葛成错综复杂的暧昧关系[32]。作为中国开埠较早的内陆城市，重庆在民国初年就已成长为军事、政治、商贸中心；抗战时期因陪都地位获取重要社会资源，但这些并未阻止天花的流行；反而是在新中国成立以后，短短两年时间，重庆便迅速扑灭了天花，全国其他大城市亦陆续宣告天花灭绝。因此本研究以重庆为中心，试图探寻个中原因。综上所述，本研究选取重庆开埠以来至天花灭绝为时间基点，将社会环境与医政结构纳入研究框架，梳理不同时期健康传播与疫病防治的关系，并试图回答如下问题：

（1）影响疫病防治的社会因素。

（2）健康信息的传播在其中扮演的角色。

（3）不同时期健康信息传播的途径及人际传播所起到的作用。

（4）国家机器、组织机构与阶级权力对于健康传播的意义。

二、研究方法

涉及历史资料收集的困难与局限，本研究很难大规模地开展量化研究的经验性描述。在借鉴历史学科研究方法的基础上，笔者选择了以资料整理与汇编的质性研究方法为主，在现有档案数据允许的情况下，对不同时期相对完整的数据做统计分析；并注意在研究中贯彻以下原则：

（1）立足宏观、着眼微观的研究视角。一个甲子的历史，在人类发展进程中也许就是沧海一粟，但还原到需要用个体生命丰富的历史现场，却又浩瀚无边。本书从重庆开埠开始，到天花在重庆宣告灭绝结束，采取在历史横断面中以具体疫病为载体的方式，做到点面结合。

（2）面向“日常、大众、下层”的研究内容。历史由帝王将相书写，却是由普罗大众构成。人类生命的历史，就是和疾病不断做斗争的历史。在天花灭绝的过程中，重庆的社会形态发生了翻天覆地的变化，笔者希望从自然地理因素、人类自身活动与社会参与之间的角力，找寻健康传播与疫病防治的关系。

（3）意大利历史学家克罗齐（Benedetto Croce）曾说，一切历史都是现代史；只有关照历史，才能对当下有更清晰的认识。本研究试图通过文献整理、史料收集、口述记录等研究方法，利用笔者生长在重庆的地缘优势，尽可能挖掘以往被忽略的资料，深入民间寻找历史当事人，以新人文科学的大视野为这座内陆城市的健康传播与疫病防治略尽绵薄之力。

三、资料说明

从研究内容上来看，医疗疾病史、医疗社会学和医疗人类学同健康传播一样，都关注“人类健康”的命题，虽然各自学科立足点和出发点不同，但仍有交叉和可借鉴之处。一些新思维和新方法的引进，拓展了各学科的研究课题，使得老课题有了新发展。方法上较之早年社会学科研究的宏大叙事，近年来贴近日常、大众、下层的研究视角和微观历史“使用绘画、小说、剧本、色情文学等资料”的叙述手法，更能描绘人类自身的命运。任何研究对象在特定语境下都有其意义，如王笛先生所言，如果想要从那些表面看来毫无意义的对象中，发现历史和文化层面的内涵，我们就必须有“利用显微镜解剖对象的本领”和“贴近底层的心态和毅力”。[79]在研究过程中，笔者主要采用的资料大致分为官方和民间两类，早期官方记录来自官书、方志、海关报告、档案及政府资料汇编等，大众传媒发展到一定程度后，报纸杂志、新闻报道也提供了相当多的研究素材；民间资料则包括诗文集、笔记、小说、私人日记等。

第二章 缘起：近代重庆的社会变迁与疫病流行

现实意义的“重庆市”，指中华人民共和国第八届全国人民代表大会第五次会议审议通过的重庆直辖市，地理区域为跨东经 105°11′—110°11′、北纬 28°10′—32°13′之间的青藏高原与长江中下游平原的过渡地带。辖区东西长 470 千米，南北宽 450 千米，辖区总面积 8.24 万平方千米；地界渝东、渝东南临湖北省和湖南省，渝南接贵州省，渝西、渝北连四川省，渝东北与陕西省和湖北省相连。事实上自公元 1189 年 9 月 18 日南宋赵惇将重庆地区命名为“重庆府”至今，各历史时期重庆市的行政辖区各有变化。为方便描述，本文所指“重庆”，其地理辖区以各历史时期资料记录为准，不再各自区分。

在古代漫长的历史中，重庆始终作为川东地区的军政中心发挥着重要作用。宋蒙对峙时期的钓鱼城保卫战（1258—1259 年）甚至影响了世界史的进程。重庆多丘陵、山地而平坝少的恶劣地形特征，使得广大山区腹地长期得不到开发，城市工商业很不发达，经济发展落后。经济上的落后带来文化上的荒漠，自隋唐到宋以前，重庆地区一直是朝廷贬谪流放罪犯的场所。尽管如此，重庆地处长江上游水运要冲的地理优势却是四川其余各地所不能及的。

中唐以后，中国的经济中心逐渐由黄河流域转移到长江流域，长江成为四川与全国联系的唯一生命线，重庆的重要地位也日益突出。明末清初，清政府推行休养生息的政策，“湖广填四川”等大规模的人口迁徙举措促进了重庆地区的经济发展。乾隆初年，重庆城已是一个“商贾云集、百物萃聚”的商业性城市，“九门舟集如蚁”。1824 年，重庆府城的城市人口已达 65 284 人，加上江北厅的人口，估计在 8 万左右，重庆府城成为长江上游最大的以转口贸易为主的商业都会。[80] 所以尽管地处内陆，但这一地区的商贸规模所产生的经济价值，早已被西方列强觊觎。

第一节　开埠：长江上游的内陆口岸城市

19世纪40到60年代的近30年间，外国侵略者借两次鸦片战争之机，敲开了古老中国的大门。他们依仗武力严重破坏了中国领海主权，肆意染指中国内河航权。这一时期外商经营的轮运业都获得了普遍的发展，在扩大对华贸易的道路上前进了一大步。1864—1872年，英国对华输出商品总值从白银1 049万两上升到2 625万两，8年时间增加了1.5倍，其在中国进口贸易总值中的比例也由19.9%上升到37.4%。[81]但随着外商之间竞争的加剧以及1873年世界资本主义经济危机给英国工商业的沉重打击，英国对华贸易额开始下降进而停滞，一直延续到19世纪90年代[82]。英政府将造成这种状况的原因归结为"（中国）内地市场没有开辟"[83]，因此把对中国的侵略从沿海推向内地，占有更广大的西部市场，进一步扩大对华贸易，成为这一时期英国资产阶级的普遍要求。在此背景下，入侵自汉口上溯重庆的川江航线，成为那个时代资本主义势力深入侵略中国的重要标志。

1869年，英国工商界不断上书政府，敦促开放长江航线。在同年底给英国外交部的备忘录里，上海英商商会强调，"除非汉口以上的长江航线开放通航，对华贸易就不能扩张"[84]。当年先后有两批英国人受政府指派到达重庆，论证入侵川江及重庆开埠的可行性。其中驻汉口领事带领一行人于1869年5月12日到达重庆并逗留一周。他们先后勘测了川江航道，并结识了一大批重庆商人，全力以赴地从各方面搜集情报，结合沿途情况对重庆市场及其发展前景进行了详细研究。他们认为"重庆贸易相当著名，……地处长江上游的分叉口，位置十分有利"，它既能吸收大量的英国消费品和纺织品，又能输出英国急需的四川土产，因此建议直接"开放四川重庆"。[85]

1876年英国公使威妥玛（Thomas Francis Wade）与李鸿章共同签署《烟台条约》，其中明文规定："四川重庆府可由英国派员驻寓，以查看川省英商事宜。轮船未抵重庆以前，英国商民不得在彼居住开设行栈，俟轮船能上驶后，再行议办"[86]。尽管暂时未将重庆开为通商口岸，但在威妥玛看来，重庆事实上已经"在特殊条件下开放"了。他立即指派英商倍伯尔作为代理人常驻重庆，任期四年；并向重庆派驻领事[82]。周勇认为这两个事件意味着英国开始控制重庆的对外贸易，加之其对汉口、宜昌航线已有的控制，英国实现了其掌握川江航运、打开中国西南的大门，进而扩大对华贸易的目的。

在《烟台条约》的基础上，1890 年 3 月 31 日，中英两国在北京签订《烟台条约续增专条》，规定“重庆即准作为通商口岸无异”。同年 4 月 7 日，英国《泰晤士报》以《重庆地位升级，取得商埠特权》为题，报道了这一消息。英国商人立德乐(Archibald John Little) 致信《泰晤士报》：“无论如何，我们满意地获悉在（中国）已经开放的 19 处商埠之外，又增加了第 20 个口岸，而且是位于中国最富庶、最有利可图的地区之一的口岸。”[85]图 2—1[87]为 1898 年至 1900 年间绘制的“增广重庆地舆全图”，从细节上表现了开埠初期的重庆地貌。

英国人对重庆在进出口贸易上的价值预估，在接下来的实际交易中得到了印证。从 1875 年至 1895 年间的重庆土洋货进出口情况记录（见表 2—1[82]）中我们不难发现，1876 年《烟台条约》及 1890 年《烟台条约续增专条》的签订，使得这两个年份成为明显的时间节点，标志着重庆进出口贸易的大幅增长。

表 2—1　　1875 年—1895 年重庆土洋货进出口情况

年份	洋货进口值（两）①	土货出口值（两）
1875	156 000	
1877	1 157 000	
1879	2 659 000	240 795
1881	4 059 000	
1885	3 612 718	1 056 790
1890	4 815 932	2 036 911
1891	4 360 557	2 027 367
1895	5 618 317	1 066 124

陆远权认为，重庆开埠对于四川发展史具有重大的意义。原本封闭的四川社会体系由此打开了一个缺口，近代史上四川城乡社会的演变缓慢发生，四川也因此被卷入世界资本主义市场。[88]开埠虽然是重庆半殖民地化的开始，却在客观上加强了重庆与外部世界的联系，“外国资本主义的东西因此源源不断地泄入和渗开。这是一种既富于贪婪和侵略性，又充满进取精神和生命力的东西”[89]。由此而论，开埠充

① 本文采用的数据，若非特殊说明，均为海关两。“海关两”又称“关平两”，是近代中国海关长期使用的一种银两计算单位，1 海关两相当于 1.106 9 两。

当了“历史的不自觉的工具”[90]，事实上促进了重庆的城市近代化。

从城市发展功能而言，传统古代城市的政治功能占主导地位，而近代城市较之区别的最大特征就是其经济、文化功能的凸显。开埠以前，重庆虽然已经是一个商业都会，城市经济功能相当突出，但就主要功能而言，它仍是一个区域军政中心。开埠赋予这座古老的城市一个近代化的契机，城市的经济功能逐渐取代了政治功能，重庆的金融、交通和工业都开始发展起来（见图 2—1）。

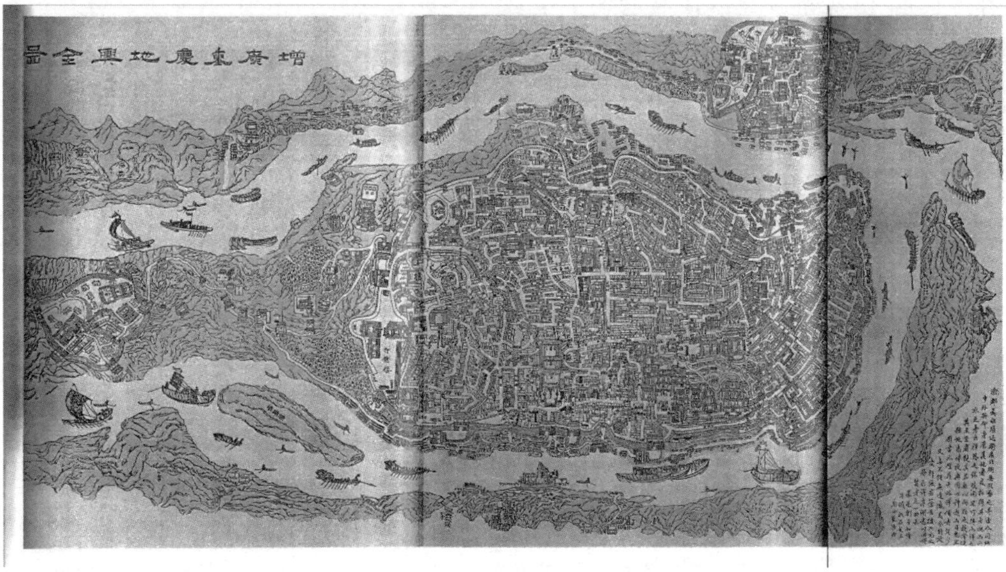

图 2—1　增广重庆地舆全图（1898—1900 年）①

一、金融业

英国控制的重庆海关于 1891 年 3 月 1 日成立，这一事件成为重庆正式开埠的标志。[85]开埠后仅一年，入川洋货价值总额就达白银 582.5 万两，较开埠前增长了 20.9%；到 1899 年，重庆市场上的洋货价值总额已高达白银 1 307.5 万两，1901 年《辛丑条约》后，则增至 1 482.3 万两。[80]据资料记载，重庆的进出口贸易总值在开埠当年为白银 628 万两，截至 1901 年，10 年间增长了近 3 倍，达到 2 426 万两；到 1911 年，重庆的进出口贸易总值已跃升至开埠时的 4.6 倍，达到 2 914 万两。其中

① 该图于 1898 年（清光绪二十四年）至 1900 年（清光绪二十六年）间由刘子如绘制，在细节上表现了开埠初期的城市面貌。图中标注了“重庆关”“邮政所”等机构名称，还分别用中、英文标注出英、法、美、日等国领事馆。另外，在南岸的海棠溪至龙门浩之间，增加了“新码头”，江边还绘出了一艘立德轮船，旁边注有“A. Little Co.”，即立德公司。（原文注）

出口总值一项，由 1891 年的 202 万两增至 1911 年的 1 006 万两；进口总值一项，则由 445 万两跃升至 1 907 万两。[91] 1930 年，重庆地区的贸易总额达 8 664.5 万海关两，仅次于上海、汉口两埠，位居全国第三。抗战前夕，重庆城内已有商业行业 27 个，店铺字号 3 058 家。其中 100 家以上的行业有匹头绸缎、布业、苏货、山货等 8 个，共 2 209 家，占 72%。重庆城成为名副其实的四川省商业中心。[80]

商业的繁荣带动了金融业的蓬勃发展。1892 年，巴县知县耿和丰宣布以“新票银”① 作为重庆市场交易的统一银两，划一了当时市面流通的成色不齐、平砝不一的各铸银两，从而便利了交易、促进了商品流通，起到了稳定市场的作用。这一举措逐渐改变了四川金融业的格局，使得重庆成为四川新的金融中心。另外，金融机构如票号、钱庄和银行的快速发展，反映了重庆金融业近代化的重要进展。1891 年重庆有票号 16 家，到 1894 年全省 27 家票号中的大部分集中到了重庆。票号衰落之后钱庄蓬勃兴起，一度达到 50 多家。1905 年第一家官办银行“濬川源银行”在重庆成立，之后相继有中国通商银行、大清银行、晋丰银行、中国银行、殖边银行、交通银行、中央银行等国家和外省银行在渝设立分行；到 20 世纪 30 年代初，聚兴诚、大中、中和、富川、美丰、平民、四川盐业、市民、四川商业等本地商业银行陆续建立。此外，重庆的保险业、信托业、典当业、各种储蓄会，以及证券交易所、票据交换所也纷纷成立，各有发展。金融业的发展促进了金融业的合作。1909 年，重庆钱帮已跃居各帮之首，成立了“钱帮公所”，1926 年改组为重庆钱业公会，1931 年又在银行发展的基础上成立了“重庆市银行业同业公会”。重庆在西南地区的金融中心地位已然形成。[80]

二、交通枢纽

商业、金融中心的形成，促进了以重庆为枢纽的川江水路运输的空前发展。1908 年，官商合办的“川江行轮有限公司”成立，旗下轮船“蜀通”号是当时往来宜昌、重庆间的唯一轮船，1909 年开航，1910 年航行 14 次，后每月平均航行 2 次，“总是货物满载，乘客拥挤”[82]。1914 年 5 月，由英国格拉斯哥·雅罗公司（Messrs. Yarrow Glasgow Co.）制造的“蜀亨”号轮船投入使用，开始了宜昌、重庆之间的经常营运，上海到重庆的行程只需 8 天就能“安适而且容易地完成”，从宜

① 即九七平 10 两或 5 两 1 锭的纹银。

昌到重庆的时间也缩短到了 3～4 天。这一年里，除“蜀通”号、“蜀亨”号外，还有三艘轮船加入运营，“足以证明一年中至少有八个月可以有利经营蒸汽航行”。这一年是川江航运史上重要的一年，其轮船运输量由 1913 年的 5 096 吨，提高到 25 447 吨，是 1913 年的近 5 倍。1917 年，两艘外商所拥有的油轮“安澜”号（An-lan）和“湄潭”号（Meitam）加入运营；1919 年新增两艘中国轮船“洪福”号（Hungfok）和“洪江”号（Hungkiang）；1920 年新增载重 440 吨的现代轮船“隆茂”号（S. S. Loongmow）号；1921 年出现几艘大致同样设计的新轮船，参加扬子江上游的货运业务。重庆港 1912 年只有一艘轮船行驶，轮船吨量总计 4 900 吨，1921 年升为 133 090 吨，约 20 艘轮船参与航运。[82] 表 2—2[92] 为 1912—1922 年重庆轮运发展情况。与前者相比，1922 年进出重庆的轮船艘次增长了 24.5 倍，货物装载量增长了 55.9 倍。

表 2—2　　1912—1922 年重庆轮运发展统计表

年代	轮船进出艘次	货物装载量（吨）
1912	25	4 900
1913	26	5 096
1914	90	25 447
1915	120	31 627
1916	53	16 374
1918	43	8 694
1919	220	58 728
1920	290	75 386
1921	365	133 098
1922	639	279 009

截至 1936 年年底，重庆的川江轮船公司共有 16 家，其中中国 10 家，外国 6 家；共有船只 77 艘，总吨位 34 756 吨。其中中国船 58 艘，21 727 吨，分别占 75.32%和 62.51%；外国船 19 艘，13 029 吨，分别占 24.68%和 37.49%。民生轮船公司一家即有船 48 艘，19 137 吨，分别占总数的 62.34%和 55.06%，是当时中国最大的民营轮船公司。[92]

以重庆为中心的公路、铁路、航空业在这一时期也有了缓慢发展。1922—1931 年间，军阀们修建了连接位于川西的省会成都和川东的万县之间的公路。第一段由成都到简州，长140华里；第二段由简州到重庆；第三段由重庆到万县，共长698华里。另有一条约400华里长的干路，在川北从潼川到保宁；嘉渠马路由顺庆经广安和岳池到渠县，全长385华里，于1931年10月1日通车。同期还修建了许多比较短的次级公路，与较重要的各干路接通。[82]但终因军阀割据、各自为政，公路难以联网，筑路标准又低，且管理不善，到1935年7月底，四川公路局仅有汽车20余辆，营业路段也仅成渝一线。

与公路相比，铁路更少，到抗战前夕，仅有长度为10英里的北川轻便铁路用于煤炭运输，“情况允许时可搭乘旅客，”作用十分有限。重庆的民用航空始建于1931年，是年10月23日，中国航空公司开辟汉口至重庆航线，每周往返两次。“自此以来，……重庆、上海间旅程只需两日，而搭乘轮船则需两星期。”不久，中航公司又开辟重庆至成都航线，使沪蓉线全线开通。1935年4月，中航公司开通了重庆至昆明航线，并在重庆广阳坝、珊瑚坝、九龙坡分别修筑了三个机场。[82]

总的来说，这一时期交通运输的发展增强了重庆的辐射力和吸引力，使得进出口商品数量和品种增多、距离向外延伸、范围不断扩大。交通的发展使得重庆原有的市场容量进一步增大，不断开拓并形成了新的市场。这些反过来又刺激了机械制造、建筑、服务以及其他经济部门的发展。

三、工业发展

工业是城市化和近代化的基础和动力，同时也是区分近现代经济和传统农业经济的标志。在近代重庆商贸繁荣和交通运输进步的带动下，国外先进生产技术和机械设备得以源源不断地引入重庆，从而推动了近代工业在重庆的发展。

1891年，重庆第一家民营新式工厂“森昌洋火公司”由商人邓云笠等集股成立，此举揭开了重庆近代工业化的序幕。到辛亥革命前后，重庆已有6家火柴厂，占四川的2/3，创办资本18万元，仅次于天津和上海，成为中国火柴业初创时期的生产中心之一。[80]

20世纪初期，一批企业相继在重庆兴办起来，如棉纺织业、矿业、缫丝业、电业、制造业、玻璃业等。据不完全统计，到1911年年底，各类在渝创办的新式民族企业已有52家，其中洋行公司50多家，外资工厂11家。抗战前夕，重庆有机器缫丝厂10家，缫车3 176部，分别占全省缫丝业的50%和50.75%。[80]

1933年，重庆的各类棉织工厂达1 300多家；同年成立的“天府煤矿股份有限公司”资本20余万元，年产煤4万吨，是辛亥革命后四川最大的煤矿公司。据统计，1937年以前，重庆已有14个工矿行业，41家企业，资本397万元，职工8 000余人，分别约占四川厂家的71%、工业资本总额的61.5%、工人人数的68.9%。[91]

有研究者认为，当时身居内地的四川工业与全国沿海和沿江其他省份的工业发展相比存在着巨大差距。比如重庆的工业企业大部分还是手工作坊式的生产模式，机械化程度不够高。但它们毕竟已经开始呈现出近代工业的特征，并且为日后重庆工业的发展奠定了基础，在一定程度上促进了商业、金融业和交通运输业的进一步发展。

第二节　建市到迁都：中心地位日益凸显

近代城市的产生和发展，要求与之相适应的行政管理和行政建制。较之四川其他地方大小军阀割据的混乱局面，重庆自1926年6月至国民政府统一四川，一直为军阀刘湘所盘踞，这为重庆创造了相对稳定的发展环境，使得市政机构建设有可能提上议事日程。

1926年7月，刘湘委任三十三师师长潘文华为重庆商埠督办，筹备建市。1929年2月15日，经刘湘批准，成立重庆市政府，潘文华为第一任重庆市市长，重庆正式建市。潘文华上任后，即着手市政建设，修葺市内公路、扩建城区、创办水电通信等公用设施，“市民称赞这是重庆空前未有的创举”[80]。重庆市政建设从无到有，初具规模，呈现出近代化发展态势的同时，也为其在陪都时期的快速发展奠定了基础。

1935年11月1日，重庆行营（国民政府军事委员会委员长重庆行营）正式成立；抗日战争全面暴发后，南京国民政府于1937年12月1日移驻重庆；1939年5月5日，重庆市升格为行政院直辖市；1940年9月6日定重庆为“中华民国”陪都。陪都地位的确立，标志着重庆成为中国抗日战争指挥中枢；珍珠港事件之后，重庆与伦敦、华盛顿和莫斯科成为第二次世界大战的同盟国战区指挥中心，由一个内陆城市跃升为具有重大国际影响的大都市。

政治地位的提升和沿海军政、文化、教育及工矿企业的内迁，促进了重庆的城市大发展。除城市扩容和市政建设外，工商、金融、交通、科技、文化等方面都得到了极大的发展，重庆成为抗战时期完全意义上的中国大后方中心。

一、工业生产中心

抗日战争暴发后，国民政府有计划有步骤地将一大批重要的工矿企业迁入以重庆为中心的大后方。截至1940年6月，迁入四川的工矿企业达260家，迁入重庆的厂矿为243家，占迁川工厂总数的93.46%，随厂矿迁入重庆的还有逾万名技术工人。经过近两年的辗转迁移，在大后方重新组合成以重庆为中心的11个工业区。冶金、兵器、机器、能源、纺织等工业均得以发展，到1945年抗战结束时，重庆已有工厂1 690家，资本额272.6亿元，职工10.65万人，分别占四川的60%、57.6%和58%；在国统区11个工业区中高居榜首，分别达到了28.3%、32.1%和26.9%。[80]

二、商业中心

首先，1939年，加入重庆市商会的同业公会仅39个，到1945年4月已达123个，加上37个未加入公会的行业，重庆共有商业行业160个，是1939年的4.1倍。[80]

其次，商业企业和从业人数急剧增加。1937年重庆市有2 000元以上资本的商号仅700余家，到1945年已发展到27 481家，增长了38.25倍。同期商业从业人数达23.42万人，分别占就业人数和人口总数的39%和18.8%，高居各行业职工人数之首。[91]

再次，市场体系在国家的控制下进一步完善。抗战时期国民政府实行的战时经济体制，大大加强了国家对商业的控制程度。从上到下、从中央到地方形成了一个较为严密的市场管理体系，战时各商业行业均有固定的交易场所、交易时间和交易手续，组成了一个专业交易市场网络，促进了商业的发展。

第四，战时的重庆成为大后方的外贸中心。到1941年，国内外贸通道由上海转向西南、西北，重庆成为大后方的外贸中心。当时国民政府控制的唯一外贸公司——资源委员会复兴商业公司和四川的丝业、畜产、桐油、药材四大传统出口公司均设在重庆。

三、交通与运输中心

战时轮船业发展迅速。1936年重庆区（川江流域）共有轮船56艘，22 344吨；

到1941年增至288艘，64 033吨，总吨位增加了近2倍。此外在政府的大力扶持下，到1944年，川江木船已达16 369艘，25.66万吨，直接从业人员达30万人。各轮船公司不断新增航线，如1939年民生公司将嘉陵江航线延伸至南充；1941年，将金沙江航线延伸至屏山；1943年，内河航运公司将航线延至广元等。[80]

公路运输在这一时期趋于规范化。国民政府迁渝后，修建了川黔、川湘公路；后以重庆为中心，又开辟了西南、西北公路的交通线，并与中印、中缅、中苏等国际公路连接。抗战期间，有川黔、川湘、川鄂、川桂、川滇、川汉等数条公路以重庆为枢纽，重庆成为大后方公路运输网的中心。

驿运（畜力、人力运输）在战时得到长足发展。由交通部驿运总管理处统一管理，1942年建成了以重庆为中心，通向西南、西北、华中的水陆驿运干线7条。仅1940年，全国驿运货运量即达1.28亿吨，同期汽车货运总量0.34亿吨，前者是后者的3.69倍。[82]

航空运输业在战时得到了飞跃式发展。1938年以后，中国航空公司和欧亚航空公司先后由沪迁渝。两家航空公司先后开辟了渝港、渝蓉、渝宜、渝嘉、渝西、渝兰等航班。1937年年底，中航公司西南第一条国际航线开通，该航线由重庆飞往香港，再与美国泛美航空公司太平洋航线衔接，打通了重庆与世界各地主要城市的空中航线。此后，重庆—河内，重庆—仰光，重庆—哈密—阿拉木图，重庆—昆明—腊戍—加尔各答等航线也相继开通。

另外，市区交通的便捷程度也大大增强。1938年10月，重庆轮渡股份有限公司成立，开辟了储奇门至海棠溪等四条航线；不久，渝工轮渡公司又开通了临江门至相国寺的航线。到1945年，市区各主要码头大都有了过江轮渡航线，两岸往来已较为方便。1939年四川公路局开通重庆北碚、歌乐山、青木关等地的公务班车，并逐渐发展成固定营运线路。到1942年，全市参加营运的客车达130辆，并设立重庆市公共汽车管理处，统一调度、管理市区和近郊的营运客车及轿车。为方便人们过江，望龙门客运缆车于1945年5月开通，这是重庆市第一条客运缆车。随着水陆空运输线路的不断拓展和市内交通出行方式的日益便捷，重庆交通中心的地位日趋完善。图2—2[87]展示了抗战时期重庆的城市风貌。

第三节　人口流动与疫病风险

美国历史学家麦克尼尔认为，人类任何生产方式和生活习俗的改变、生产能力

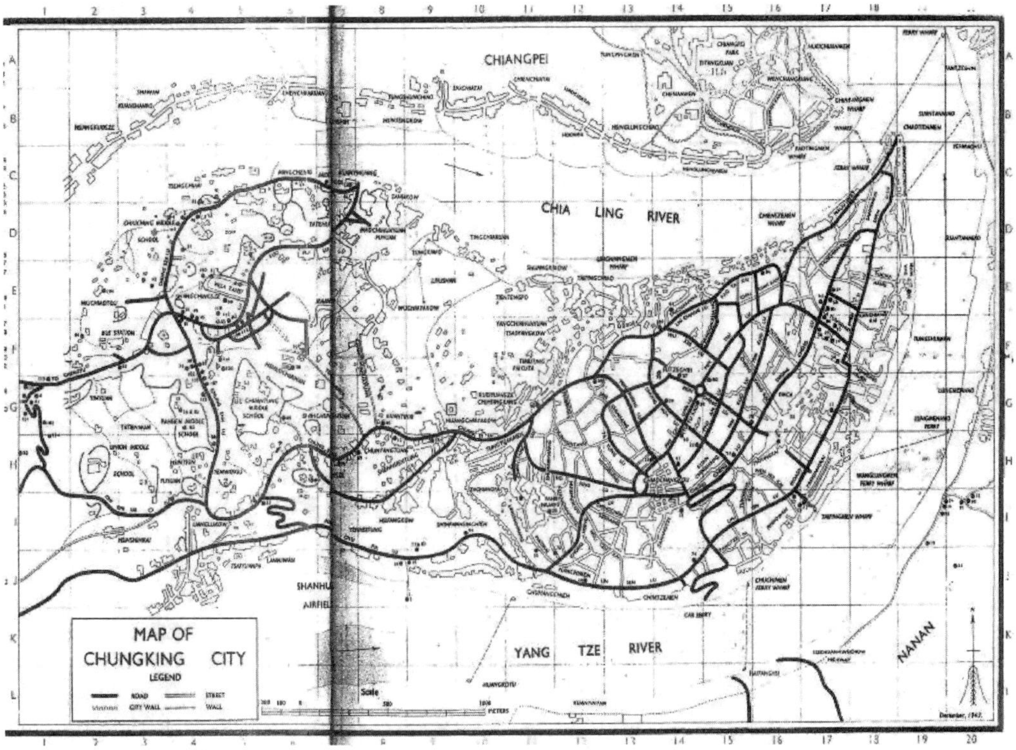

图 2—2 重庆城区地图（1943 年）①

的提升和交通的发展，都有可能导致社会均衡关系的破坏，进而改变传染病传播模式。水路旅行因为大量人群长时居处在一个相对封闭的空间，所以很容易跨越几百或者几千英里的水域，把传染病从一个港口带到另一个港口；陆地旅行相对而言速度较慢，而且可以中途滞留，因此疾病传播反而不如水路运输容易。

口岸城市因其人口流动频繁、疾病传播迅速而在传染病防控中意义显著。图 2—3 是 1891—1912 年中国各大通商口岸的估计华人人口数和洋人人口数，从中我们可以看到清末民初这些地区明显增长的人口流量（具体数值见附录 A[93]）。这 20 年中，重庆人口也由开埠前的 25 万增长到了 61 万；重庆口岸的进出口人数更是不断刷新历史纪录（见图 2—4，附录 B[93]）。

随着商贸活动的活跃和人员流动的日益频繁，中国的近代史也是一部传染病蔓延的社会史。在中国历史上，民国期间自然灾害暴发的频度和强度堪称严重，各种灾害并不总是以单一灾种的面貌出现，而是以多样化著称，并具有明显的并发、续

① 1943 年（民国三十二年）12 月由中国战区相关机构绘制。图中对各类机构标注得非常详细，尤其是外国驻重庆机构、大使馆、医院等。从中也可以了解到当时重庆的繁华（原文注）。

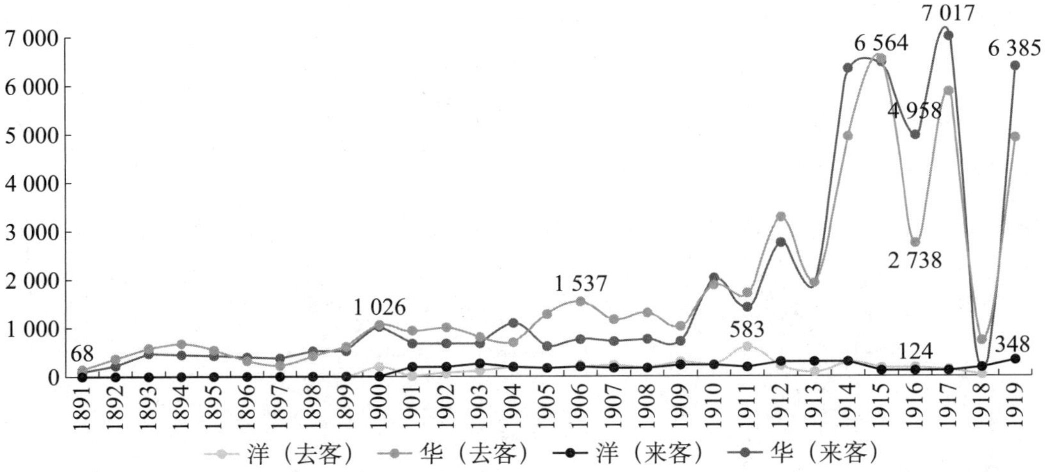

图 2—3　通商口岸估计华人人口数、洋人人口数（1891—1912 年）

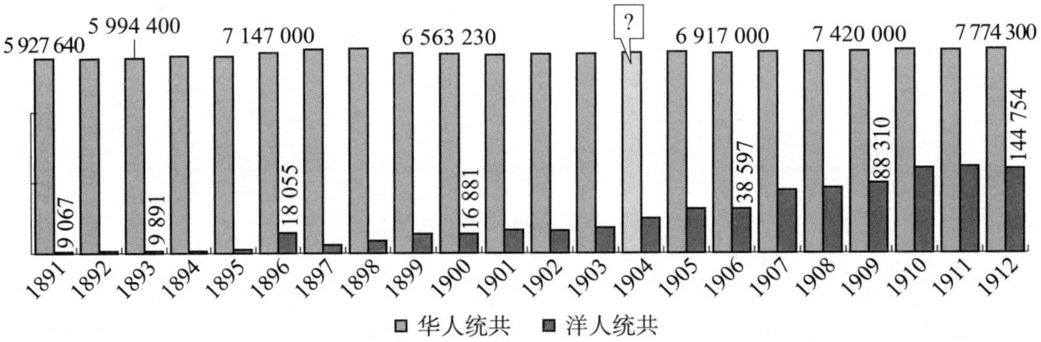

图 2—4　重庆口岸进出口人数（1891—1919 年）

发特征[94]。几乎每次自然灾害之后，都伴随大规模瘟疫的暴发，正是印证了民间“大灾之后，必有大疫”的说法。1912—1948 年的 37 年时间里，全国的瘟疫暴发频率堪称近世以来之最，平均一年 3.08 次，共计疫情 114 次[95]，附录 C 显示了 1912—1936 年全国主要传染病流行情况。我国近代社会危害大的烈性传染病中，天花几乎年年发生、月月不断，每隔几年就会大流行一次，其致死人数仅次于霍乱和鼠疫[20]。1912—1928 年，各地几乎年年暴发天花①，每年因感染天花而身亡的民众数以万计。

就川渝地区而言，相对封闭的地势条件反而形成了防止疫病的天然屏障。与全国其他地区相比，20 世纪初期这里的传染病疫情相对较轻。重庆海关署理税务司斯

① 仅 1913 年、1920 年、1927 年三年未见报告。但基于当时各地疫病报告制度执行不力及档案缺失，笔者认为目前的统计可能存在误差。

泰老（E. Von Stranch）在其1911年12月31日写就的《1901—1911海关报告》中留下了这样的记录：

> 这10年来四川省健康情况良好，没有烈性传染病被记录。瘟疫不闻，霍乱病亦幸不严重。这个省份，地属僻远，难与外通，曾经长期保住得免染受虐下江的疫疠；但现时在一些地方已有人担心轮船运输出现后，霍乱、瘟疫等将有较多机会在本地这样拥挤的城市留下祸根。[82]

1916年巴县传染病情况统计（见表2—3[92]）也显示，尽管重庆地区也有各种疫病的患病情况，但基本还是零星报告，没有形成大面积传染的情况。

表2—3　　1916年巴县传染病情况统计

病　类	患　者			死　亡		
	男	女	合计	男	女	合计
霍乱	109	103	212	36	40	76
赤痢	122	122	244	98	98	196
伤寒	321	325	646	194	108	302
痘疮	71	50	121	115	108	223
疹热症	114	123	237	2	2	4
猩红热	41	40	81			
白喉症	69	43	112	11	7	18
其他	1 804	1 416	3 220	670	576	1 246
合计	2 651	2 222	4 873	1 126	939	2 065

日益活跃的人员流动使得大面积传染易于发生，加上重庆自身的城市建设弱点也日益凸显，这些因素都增大了传播疫病的风险。自清以来，重庆就存在着一个特殊的下层贫民阶层——棚户。棚户指以棚为住所的下层贫民，是城市中以劳动为主的、低收入阶层的集团居住区，即“城市贫民窟”。重庆棚户可分为两种：建于江岸一带者为沿江棚户，分布于市内者为散居棚户。它是重庆所处地理环境和经济结构的产物。这些地区“人口稠密，卫生条件极差，公共设施不完善”“时有传染病蔓延”“居民的健康、安全等，都处于危险状态”，[92]图2—5[96]为20世纪30年代重庆长江边棚户聚集区。

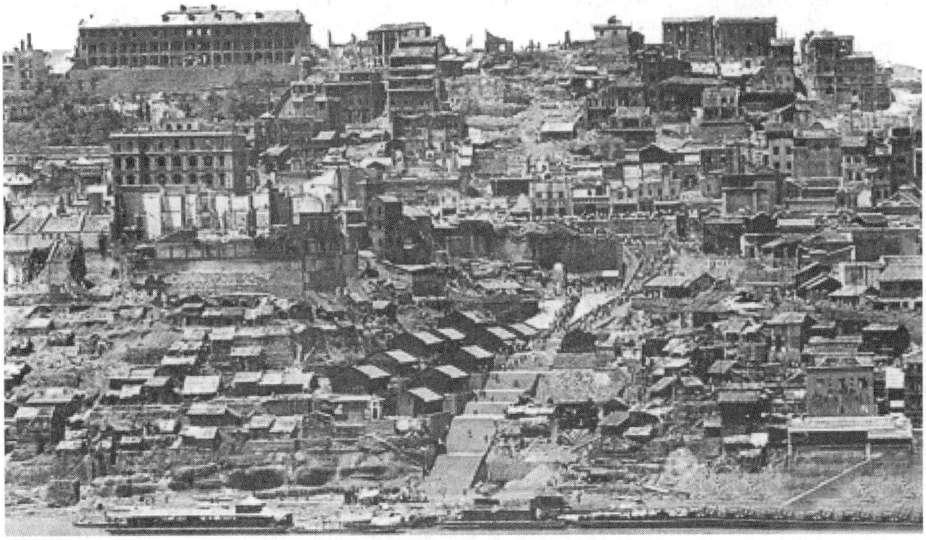

图 2—5　20 世纪 30 年代的重庆长江边棚户聚集区

> 重庆江边，是重庆的一个大垃圾箱……那富有鸦片色彩的黄黑色竹制的房子，不就是建筑在垃圾堆上的么？江边当然没有秩序，更说不上什么卫生，一切布置，都是任其自然，恰似从篮子里倾出的垃圾，无纪律地随意铺在道路上……黑水、狗粪或人粪、从别处搬来的石子、木屑、竹头，或拉船的遗索，也随地铺陈。[97]

据统计，1841—1936 年（清道光二十一年至民国二十五年）间，重庆先后发生较大疫情 26 次，死者万计[98]。抗战时期随着大量政府机关和各类社会机构内迁、难民潮水般地涌入，重庆承受着超负荷的人口压力，也面临着公共卫生管理的巨大挑战。表 2—4[99～101]、表 2—5[98,102～103]显示了 1891—1951 年间重庆逐年的人口数量和 1903—1949 年间重庆暴发大规模烈性传染病情况。

表 2—4　　重庆逐年人口总数表（1891—1951 年）

年份	人口总数	年份	人口总数	年份	人口总数
1891	250 000	1939	415 208	1949	1 625 820
1897	270 000	1941	702 387	1950	1 672 240
1936	328 805	1946	1 245 645	1951	1 719 660

表 2—5　　重庆疫病暴发频次顺位表（1903—1949 年）

病名	霍乱	天花	痢疾	流感	春瘟	痧症	脑膜炎	白喉	麻瘟症
暴发频次	16	10	7	3	3	3	2	1	1

截至1949年，在以上众多烈性传染病中，天花仅次于霍乱，是重庆地区暴发频次最多、危害最大的烈性传染病，几乎每年都有发病情况。1934年1月3日《新蜀报》载：

重庆天花流行，小儿一患此症即多不治。记者住家某街，时不出两月，地不出百步，所死小儿为数竟达10余个。今晨因事由储奇门经过，往返之间见小棺材搬运出城者已达4起。[102]

其他有数据记载的流行情况如1912年，大足县发病2 733人，死亡254人，病死率为9.29%；1930年—1935年，璧山县连续流行天花，共发病2 528例，死亡382人，病死率为15.11%；1938年，永川县陈食场发病200余人，死亡60余人，病死率为30%；1946年，重庆城区发病173例，死亡34人，病死率为19.65%；直至1952年，天花才在重庆绝迹。[98,103,104]

天花是由天花病毒引起的烈性传染病，可因皮肤脓疱遗留瘢痕成为麻脸，若伤眼则致盲，重者则易致死，民间又称痘疮、痘疹、天痘等。[105]公元1世纪前后，天花由战争中的俘虏传入我国，所以又称虏疮，后世也有痘疮、天花等多种病名。由于极强的传染性和毒性，天花对儿童有着巨大的杀伤力，据粗略地估计，清代大约有四分之一的儿童死于痘疹，出疹在当时成为人人必过的鬼门关，因此流传“生娃只一半，出花才算全”的民谚。当时的诸多文献都留有“自有痘以来，贤愚贵贱，罕能坠免”的记载。[17]17至18世纪，天花流行于欧洲大陆，“十七八世纪间，伦敦市统计所有死亡全数，百分之十由于天花，仅患此病而未遭死亡者不计焉”。整个18世纪，“天花为患，几遍世界”：“据云18世纪之初，伦敦市上，行人面无麻斑者，甚属少见。”[106]世界范围内有1.5亿人因感染天花而亡，其中包括大清皇帝顺治在内的各国君主[105]。

中国古人发现，人体可以获得对天花的免疫能力，只需人为感染并轻微患病即可。这种避疫方式后来被称为“种痘”。随着“消灾避疫”的免疫学思想逐渐推广，16世纪中叶，民间开始有了“痘医”职业，古人也用尊奉“痘神”的方式来表达祈福平安的心愿。至明清时代，中国民间的种痘方法已趋成熟，总结起来有“浆痘法”“衣痘法”“水苗法”和“旱苗法”四种①，统称为“人痘法”[107]。尽管“人痘法”

① “浆痘法”是蘸取豆疮的泡浆，令从被接种者的鼻孔吸入，为直接感染，危害性最大；“衣痘法”是身穿天花患者的内衣以引发天花，此法最为原始，可靠性差，危险性大；“旱苗法”和“水苗法”指将痘痂研细或经水匀后由被接种者鼻孔吸入，此二法可靠性、安全性都优于“浆痘法”。这种取自天花患者的痘痂称为“时苗”，其本质仍是令被接种者感染一次天花，具有相当的危险性。

通过直接感染的方式获取免疫能力，存在着一定风险，但在当时仍是世界领先的技术发明。18世纪以来，“人痘法”经由中国先后流传到周边的日本、朝鲜、俄罗斯等国，又经俄罗斯转传到欧洲、土耳其及非洲等多个国家，受到普遍重视[105]。

在仔细观察和大量研究的基础上，英国医生爱德华·琴纳（Edward Jenner，1749—1823年）在1796年发明了“种痘”（vaccination），即通过主动感染牛疱疹病毒（virus）的形式，帮助人体获取天花免疫能力（见图2—6[49]）。后世将琴纳医生发明的这种天花避疫方式称为“牛痘法”，以区别于起源于中国的“人痘法”。牛痘法“不数年传遍欧美各国”，“得拯救世界上亿万的生灵”。1805年，“英商多林文携牛痘由小吕宋①至澳门”[107]，“南海邱浩川，闻其事不劳，而其效实大也，以其未出天花，身试果验。洎行之家人戚友，亦无不验者。至嘉庆二十二年，著引痘略一书，行之于世”[108]。后在广州、北京、上海等地先后提倡，渐布全国，替代了人痘接种法。1888年（清光绪十四年），重庆的江津县出现乐善堂协助官府施种牛痘的资料记载[98]，标志着牛痘法在重庆的应用。

本研究选取“天花”作为研究对象，是基于如下考虑：第一，这一病种流行时间长、影响范围广、社会危害大，具备典型的研究意义；第二，由于“接种”是预防天花最有效的避疫方式，从“人痘法”到“牛痘法”，天花疫苗的接种和普及，影响了后世诸多其他流行疫病的防治手段；第三，“接种”作为一种西方医学的创新观念在20世纪上半叶的中国被传播、被中国民众接受，这一过程不是简单的信息传播活动，还纠结着卫生行政、中西医之争以及中国近代化的复杂背景，是呈现健康传播与社会互动的理想样本。另外如第一章文献综述中笔者已经作出的梳理，现有大量民国疫病研究都侧重于“面”上的历史事实陈述，其中张大庆的《中国近代疾病社会史》和罗芙芸的《卫生的现代性——中国通商口岸卫生与疾病的含义》较具代表性。前者关注全国，后者侧重天津。本书以重庆这个内陆口岸城市为观察点，将研究范围从“面”上的各种疫病，深入到“点”上的“天花”一个病种，以期从小而精深的操作层面，丰富相关领域的研究成果。

已有的近代重庆区域研究集中在重庆人口变迁研究[109~111]、抗战文化研究[112~113]、城市建设研究[114~115]、国共合作研究及重庆商业文化研究[116]等；关于近代疾病防疫研究的论著鲜见，已有成果如《试析“大轰炸”中苦难重庆得以生存的

① 现菲律宾马尼拉。

原因》[117]也只是极其浅显地稍微提及了城市卫生应急机制在抗战时期发挥的作用，因此给予了本书广阔的挖掘空间。

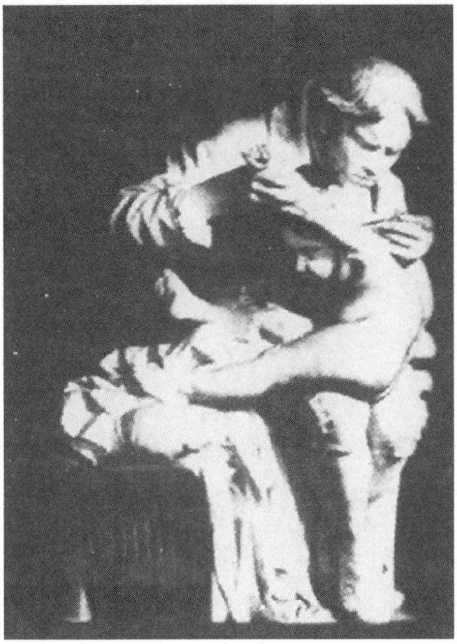

图 2—6　爱德华·琴纳为儿童接种牛痘

第三章

结构：建设中的近代重庆防疫体系

在古老的中国文化中，“卫生”一词出自“愿闻卫生之经而已矣”，这一说法由来已久，源自《庄子》第二十三章《庚桑楚》。这个故事讲的是一个叫南荣趎的老者，希望能从老子那里获得“长生不老”的“道”，老子以小孩子作比，回答他“行不知所之，居不知所为，与物委蛇，而同其波”。换言之，老子眼中的“卫生之经”即为同自然和谐共生，这一思想折射出早期道家思想与中国人寻求长生不老的系列养生行为之间的模糊联系。公元1180年，在《论语精义》中，朱熹借“古人欲心则寡，卫生之道则尽也”称赞先贤们能够节制人欲，此时的“卫生”实则蕴藏守卫生命之义。整理古时文献中的“卫生”，不难发现它表述的是一种中国人通过洞悉宇宙的潜在模式获取的防病于未然的能力。到19世纪末期，游历欧美的日本医生长与专斋将“卫生”这一中国字形的词语纳入日本语汇，赋予其“政府对人民的健康提供广泛的供给和监控”的新含义。新语境下的“卫生”随着日本军政势力的强势入侵，以日本语的形式重新输入中国，其含义也已逐渐偏离中国的传统宇宙观，转而体现为一种现代化的生活方式，在多元文化碰撞、社会结构重建的民国时期呈现出国家权力、进步科学、身体清洁以及种族健康等多种复杂语境。

第一节　卫生行政：精英阶层的救国尝试

1905年清政府设立卫生科，隶属巡警部警保司，这是中国历史上第一次出现专管公共卫生的政府机关。1906年巡警部改为民政部，下设卫生司，并置保健、检疫、方术三科，其中检疫科职掌预防传染病、种痘、检霉、停船检疫等事宜[118]。

1910 年冬，在东北地区暴发的鼠疫成为近代中国卫生史的标志性事件，防控过程中清政府意识到了传统医学在控制瘟疫上的无力，而已经在东北拥有一定势力的俄国和日本威胁清政府，如果疫情得不到控制，他们将派本国的医务官员来华，企图借机获取警权。华人医学博士伍连德（1879—1960 年）临危受命，采取“隔离”“焚烧”等有悖于传统中国人情伦理的西方现代防疫手段，最终控制住了疫情。1911 年 4 月，伍连德在沈阳主持召开了我国历史上第一次国际医学会议——国际鼠疫大会，并提出设立北满防疫处。

1912 年，北洋政府设卫生司总理全国卫生行政事宜，下属内务部；后又于京师警察厅内设卫生处，负责保健、清洁、防疫、化验等事项[119]。1927 年，南京国民政府设置卫生司，下属内政部，但很快被裁撤。1928 年再设卫生部，分总务、医政、防疫、保健、统计等五司，掌管各项卫生事宜。1931 年，卫生部裁并内政部，改称卫生署，先后隶属于内政部和行政院，设总务、医政、保健三科。到 1947 年又重新升格为卫生部，设中医委员会及医政、药政、地方卫生、防疫、总务等六司。[57]图 3—1 显示了新中国成立前我国的卫生行政主管部门沿革。

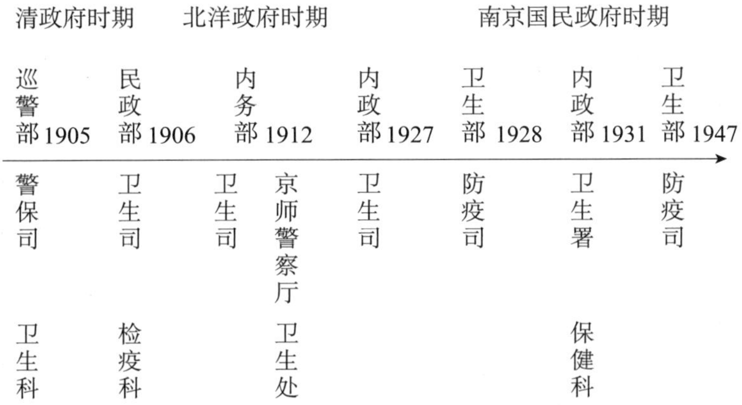

图 3—1　新中国成立前我国卫生行政主管部门沿革

清末民初，“卫生”一词呈现出的现代语义，实际对应英文中的 clean、hygiene、health、public health 等复杂语境；这一语汇的含义变迁，折射出 20 世纪初期中国的精英分子接受有关国家问题的医学化观点（medical view），用“卫生”这一抽象概念把全国上下联结成一个整体，上至中央政府、警察和军队等国家机器，中至科学家和医生这样的社会精英，下至普通民众在这个整体中共同努力，试图去保护民族的身体。中世纪以来，西方社会将疾病赋予道德劝谕和惩罚的隐喻，早期进入中国的传教士受此影响，认为中国人的疾病是没有建立合理道德秩序的反映，得病的身体甚至暗喻中国国土被频繁侵害。中国的知识精英转而将被治愈的病体想象成“民族再生”的符号。因而卫生和疾病成为接受西方及日本医学教育的社会精英阶层通过特定的任务唤醒中华民族、种族及其身体，以此实现身体现代性的中心议题。笔者认为从这一层面而言，民国时期卫生观念的传播及卫生行政的构建，实为一种以医学化方案解决社会问题的救国策略。

一批北京协和医院的社会精英，接受了西方医学教育及医政思想，以创建近代中国卫生行政体系的努力去实践他们的救国理想。本着培养中国公共卫生事业骨干的宗旨，早在1921年创办之初，协和医院便成立了社会服务部，是全国最早建立类似组织的医疗机构[120]。随后一些青年医生和学生自发组织了一个松散的学术团体“丙寅医学社”，并创办了《医学周刊》：

> 我国受2 000余年玄医的影响，一般人对于医学知识简直等于零，常常遇有小病则手忙脚乱酿成大病，一人有病传及全家，害及社会，所以不论从个人健康或从国家推行卫生行政方面论，医刊都是十分需要的。[121]

这些青年医生和学子本着“卫生救国”的理想，致力于提高国民的整体身体素质；他们相信医学可以救国，但不能依靠传统的单一诊疗模式；所以他们眼中的“卫生”问题也绝不只是一人一户的“清洁”问题，而是整个社会的“公共健康”问题。调查显示，20世纪二三十年代中国的人均寿命仅为30岁，而其他各国的平均寿命，英国是48岁，美国是49岁；欧美各国的千人死亡率不足15人，而中国是30人。按照“十个病人死一个”的概率来计算，那么中国人因病而亡的数量，每年又有6 000万人。每年还有一笔多花的1.2亿块钱，因为生了病要花钱治，死了还要花钱葬[122]。因此“卫生行政”的建立与实施，实为一种国家高度的救国策略，其目的在于延长国民寿命、减少意外死亡、增加人口数量，从而提高国家实力。

发表在《大公报·医学周刊》一篇署名为“遂初”的《卫生行政》文章，清晰明确地勾勒出一幅当时的医界精英心目中的“卫生行政”施政纲领。

> 近数年来，公共卫生为文明进化之国家最要行政之一。……考公共卫生之定义，……概括言之，为环境卫生，管理传染病，卫生教育，医疗事业，四五端而已。……卫生工作之目的，在使社会人人享受健康之幸福，是公共卫生，

并仅为一医学问题。……盖公共卫生之发达，固有赖于科学之发明，而施行此科学上之发明，以使民众得其实益，仍赖地方长官与中央政府之执行，是即所谓卫生行政也。[123]

文章描述了卫生行政机关为“国际、国、省、城市及农村”五种；卫生部组织结构为“医政、防疫、保健、统计、总务”五司；列举了卫生行政工作的大概内容（见表3—1[123]）。

表3—1　　卫生行政工作分类及主要内容一览表

分类	主要内容
卫生教育、清洁	用水供给　下水道及垃圾处置　食物及药品检查管理
传染病管理	报告　诊断　隔离　免疫注射
妇产及婴儿卫生	儿童卫生
卫生试验所	公共卫生看护
学校卫生	培育卫生习惯　体格矫正　卫生观察
统计	出生婚嫁　死亡登记　工厂卫生　卫生保险　卫生看护 家庭访问　治疗研究　医院及医士考核　海港检疫

梳理1929年至1937年《大公报·医学周刊》刊登的系列文章（见表3—2），可以清楚地看到医界精英们将卫生行政问题等同于“救国存亡”的逻辑关联。

（1）和平时期的城市卫生工作。1932年，时任卫生署署长的刘瑞恒①在平大医学院发表演讲，提及卫生署当下须着力解决的诸多问题，如组建化验室、细菌室等预防疫病流行；改善城乡居民饮水卫生；粪便处置；开展学校卫生教育；妇婴卫生及工厂卫生等。同时他表示“其工作繁重，研究非易，绝非于二三年内所能完成的”[124]。

（2）总结以往卫生工作得失。如卫生工作人员工作方法僵化、卫生教育方法失当、卫生法规不适应社会需要等，并提出当下卫生行政界最缺乏的就是既有工作经验、又能理论联系实际的人。“至于那种从外国卫生书籍中所抄出来高于不足供施行的东西，暂时搁起，似乎在中国这样训练人才，比较经济些。”[125]

（3）乡村卫生建设的重要性。中国农民占全国总人口数的比例高达85%，“国

① 刘瑞恒（1890—1961年），我国著名医学专家，中国创伤医学的奠基人，中国近代公共卫生事业的创建者，首批哈佛大学留学生之一。

民多半就是农民”；挽救民族危亡就是要提高农村卫生质量，进而降低农村人口死亡率，提高农村人口质量[126]。另有文章结合河北盐山县边务村开展的调查，从人才、时间、经费的角度阐述了开展农村卫生工作需要进行的努力[127]。

（4）战时卫生工作。号召国民行动起来，“在防空、防疫、防毒瓦斯，以及环境卫生检查种种的设施急救都应该注意到，”积极备战，救护自己和同胞的生命[128]。

表 3—2　　《大公报·医学周刊》卫生行政刊文一览表

刊发日期	期号	作者	篇目
1930-05-24	38	朱季青	我国之学校卫生
1930-06-19	42	陈志潜	乡村卫生与中国教育
1931-02-12	76	遂初	卫生行政
1931-03-05	79	缘督	卫生行政之我见
1932-02-10	126	致远	豫西南疟疾流行区之概况
1932-05-25	141	林葆骆	对于平市猩红热之感言
1932-06-22	145	屠夫	关于中央医院
1932-08-24	154	孙润晨	河南预防霍乱计划大纲草案
1932-08-24	154	馨	卫生行政与医疗问题
1932-09-14	157	编者	各省市霍乱流行情形及防治状况
1932-11-16	165	刘瑞恒	中国卫生行政
1933-09-26	210	范日新	今春北平第一卫生区天花流行概况
1933-11-14	217	金宝善	卫生署乡村卫生工作报告
1934-05-08	241	侯子明	我国乡村卫生成功之路
1934-09-11	259	李延安	上海市学堂肺痨病问题之重要
1934-12-11	272	张子明	以往卫生行政失败之症结
1936-01-07	326	乔增桂	北平市环境卫生两年来之改进及今后之展望
1936-11-10	370	刘瑞恒	中央卫生工作概述
1937-01-05	378	俞焕文	定县种痘七年经过
1937-02-20	384	暗然	扼制平津猩红热流行运动

较之美、德、日等发达国家，我国卫生行政体系建设时间晚，政府投入相当有限。作为现代社会重要的政府职能之一，民国时期中央卫生行政体系的建设尽管在防治疫病、增强国民体质方面起到了一定作用，但距离医学精英们的“救国”目标，实则甚远。

> 近年来政府当局，对于卫生事业亦曾一再努力提倡，然而终于因财力上之缺乏，和事实上之艰难而中止，即或一部分之卫生政策，勉力实施，究竟在偌大的国土中，其所收之效果，诚微乎其微，疠疫之蔓延如故，疾病之猖獗一如往昔，因之死亡率逐年增加，生产力逐年减少。[129]

比较当时中国与世界发达国家的民众平均寿命（见表3—3）、千人死亡率（见表3—4）及因主要传染病①致死率（见表3—5）[130]，就能有更直观清楚的认识（见图3—2）②。

表3—3　　各国民众平均寿命比较

国别	美国	英国	法国	德国	日本	中国
平均寿命	49	48	45	44	43	30

表3—4　　各国民众千人死亡率比较

国名	中国	日本	法国	美国	德国	英国
死亡率（‰）	30.00	19.80	16.50	12.10	12.00	11.70

表3—5　　各国主要传染病致死率比较

国名	中国	法国	英国	德国	日本	美国
死亡率（%）	72	14	11	11	10	9

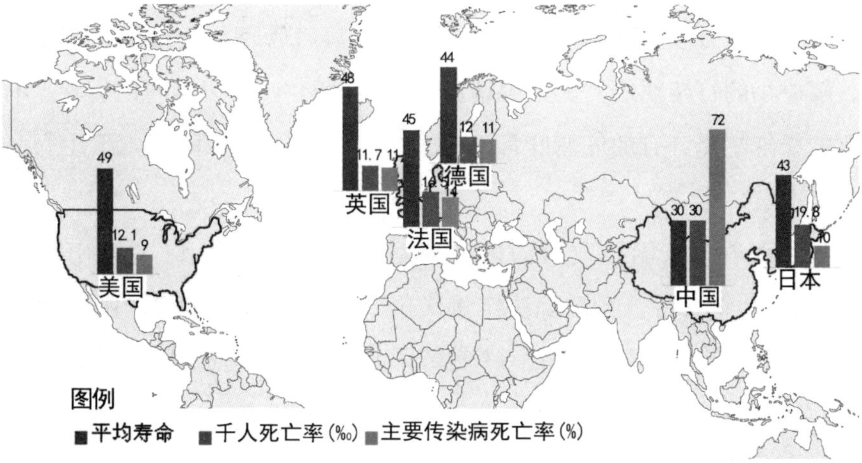

图3—2　民国时期各国民众平均寿命、千人死亡率及主要传染病致死率比较

---

① 指天花、伤寒、霍乱、白喉、肺痨、赤痢、猩红热、疟疾、麻疹等（原文注）。

② 1928年调查结果（原文注）。

这一现状令怀揣“卫生救国”梦想的医界精英们也深感自己的渺小与无力。

> 处在这样国库空虚、经济恐惶的中国，上求政府注意，下得民众同情，实不是一件容易事……在没法中找办法，在没出路中找出路……我们的无用，有何讳言呢？[131]

第二节 近代重庆医政体系的建立

西南地区卫生行政体系的建立，晚于中央和京津沪广地区，“川省公共卫生，向来鲜人注意”[93]。以成渝两地为例，抗战之前，成都并没有专门掌管防疫事业的常设机构，直至1941年，在蒋介石的亲自过问下，成都市才设立卫生事务所，下设总务、环境卫生及防疫保健三科。其中传染病调查、预防、管理，防疫检疫的设计实施，人口出生死亡统计等工作由防疫保健科执行实施[132]。重庆情况与之类似，尽管早在1891年3月1日便已正式开埠；但直到1927年11月，重庆商埠改为重庆市，才在市政厅公安处下设第四科专管卫生行政工作，本市始有专职卫生行政机构，有科长、科员3人，主管清洁卫生和防疫等工作[98]。1929年2月15日，重庆正式建市[92]，社会卫生事务仍由公安局代管。一方面由于公安局人手短缺且无专业医学人士，另一方面地方政权认为“警察只能调查户口、管理街道清洁、清烟查赌、禁娼缉盗、解决小的打架纠纷，其他事情毋庸警察过问”，所以当时的警察“有的搭股经商，有的长红吃黑，有的庇赌庇毒”，总之是“各谋自己好处”，卫生行政实际处于瘫痪状态[133]。

这一局面随着南京国民政府的内迁得以改善。1937年11月，南京国民政府迁都重庆；1938年9月，行政院决定重庆市政府照直辖市组织。随即市政府机构改组，下设五局一处，即社会局、财政局、卫生局、警察局和秘书处。卫生局成立于1938年11月16日，局长梅贻琳。下设3科9股1室。第一科下分清洁、取缔、卫生工程3个股，专管环境卫生；第二科下分医务、防疫、检验3个股，专管医药管理；第三科下分保健、生命统计、卫生教育3个股，专管公共卫生设施及推行公益卫生。这是重庆近代历史上建市以来第一次单设“卫生局”掌管“公共卫生事项，医务检验事项，医院、集市、屠宰场之设置及取缔事项”。[98]这一机构的设置标志着自1938年始，卫生行政系统开始在重庆建立，作为现代政府行政职能之一的公共卫生管理开始在重庆产生功效。图3—3[92]为1939年的重庆市市政府组织系统。

1936年，重庆市卫生事业费列入市财政支出项目，同年第一所公立医院建成；1943年10月，卫生局机构调整为3科5室2队；第一科专管医政，第二科专管药政，第三科专管防疫。1949年7月，撤销卫生局并入民政局。民政局第五、六两个科管理卫生行政工作。第五科管理医政、防疫，第六科管理药政。[98]卫生局的建成在渝市的近代防疫史上具有里程碑意义，它标志着近代化的城市卫生管理系统开始运行，一个专门的卫生行政机关通过颁布条令、组织规划、动员号召等一系列举措参与社会卫生事务管理，卫生防疫工作自此结束了旧时民间作坊式的散漫模式，进入有组织有监管的体制运营时期。

在卫生局的统筹管理下，重庆市预防科学机构也得到了发展。1937年，中央卫生实验院从南京迁至渝郊歌乐山，重庆市开始出现预防医学研究机构；1946年重庆卫生试验所成立。

卫生试验所，于本年6月成立，所需设备，除由中央卫生试验所捐赠一部分外，余均设法购置。本年度夏令防疫期间之饮水、冷饮及病源检测，均由该所负责办理，并接受外界委托化验。[134]

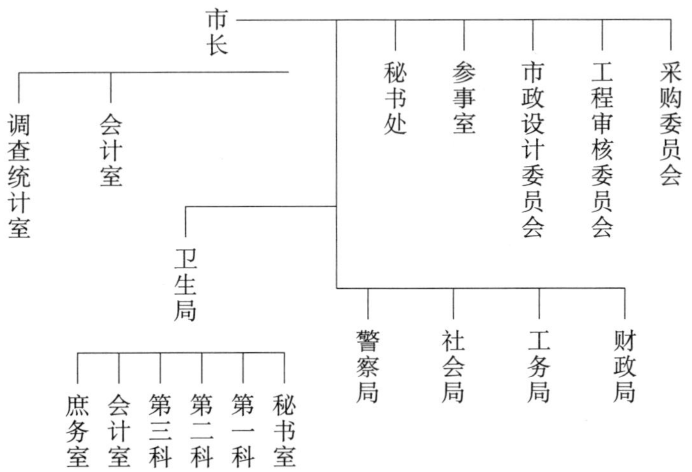

图3—3　重庆市市政府组织系统图（1939年10月）

第三节　种痘条例：从中央到地方的行政规制

尽管医界精英们“卫生救国”的理想在复杂的现实环境中难以实施，但卫生行政的建设以及系列防疫法规条例的出台，无疑对民国时期的疫病防治起到了实际效用。

一、中央条例

如前所述，至明清时代中国的种痘方法（人痘法）已趋成熟并被民间逐渐接受；尽管存在一定风险，但在当时仍是世界领先的技术发明。到 19 世纪后半期，“牛痘法”由英国回传至国内，并逐渐通过省内或跨省痘师的行医网络，发展成为地区甚至全国性的市场[35]。但种痘仍然是一种民间的个体作坊式行为，“除都市之外，乡村内地种痘之权，还是多数据在那些祖传的旧式种痘医生之手中”[135]。鲁迅先生的《我的种痘》一文描述了当时民众种痘的不易。

> 那时种牛痘的人固然少，但要种牛痘却也难，必须待到有一个时候，城里临时设立起施种牛痘局来，才有种痘的机会。我的牛痘，是请医生到家里来种的，大约是特别隆重的意思；……举行了种痘的仪式，堂屋中央摆了一张方桌子，系上红桌帷，还点了香和蜡烛，我的父亲抱了我，坐在桌旁边。[136]

鲁迅先生这样的乡绅人家种痘尚且如此，普通民众甚或乡下村户种痘也就更难了。为在民间普及种痘，中央卫生部于 1928 年（民国十七年）8 月 19 日出台《种痘条例》[下简称《条例》(附录 D)[137]]，在全国推广。以法规的形式将“种痘”这一天花防疫行为强制化，在中国历史上这是首次。《条例》从受种年龄、受种时间、施种部门、补种措施及漏种惩罚等涉及种痘行为的各方面作出规定，形成制度，体现了天花这一疫病在民国时期的社会危害性，也是民国时期中央行政部门干预疫病防治的一个缩影。同年 9 月 18 日，卫生部公布《传染病预防条例》①，规定含天花在内的九种急性病症为法定传染病，“必要时得由卫生部临时指定”施行预防方法；

---

① 该条例于 1930 年（民国十九年）9 月 18 日重新修订。

从清洁消毒、患者隔离、舟车检疫等涉及现代防疫理念的不同角度对这九种急性传染病的防控规定了具体措施，强化了其行政效能[137]。

从个体作坊式行为演进到社会性的卫生运动，卫生主管部门的主观意愿固然重要，但足够数量的种痘人员确是种痘运动得以普及的前提条件，而当时种痘人员的匮乏是全国皆然的难题。

> 今春曾拟本县 12 区，每区派员前往为民众种痘，对于种痘人员，再三聘请，仅得 4 人，致不敷分配，可见此项人才之缺乏。[138]

针对民间种痘人员数量与实际种痘需求的巨大差距，内政部于 1929 年（民国十八年）2 月颁布《省市种痘传习所章程》[下简称《章程》（附录 E）]，规定各省市因地制宜开设种痘传习所。传习所附设于省市卫生处局或公、私立医院，凡“年在 20 岁以上 45 岁以下品端身健于文理通顺者”不分性别均可选送入学，修业时间为 3 星期，“不收学费”。《章程》还系统地规定了种痘传习所所修课程：[137]

> 一、天花概要
> 二、天花传染
> 三、天花症候旧法种痘经过与牛痘之比较
> 四、种痘历史与现行种痘条例
> 五、种痘原理与免疫概要
> 六、疫苗之选择与保存方法
> 七、消毒概要
> 八、种痘方法
> 九、种痘之普通经过与变常及变常之治法
> 十、种痘时期年龄与次数

以上课程系统地讲授了天花这一烈性传染病的危害和防治措施，将旧时痘医讳莫如深的种种“独门绝技”明白无误地向公众广而告之，体现了新式公共卫生管理与旧式作坊式治疗的巨大反差。天花这一病种及其防治手段褪去了神秘面纱，公众也可以从方便的途径获取相关信息；知识壁垒在这一过程中被解构。

《章程》颁布后，各地开始组织种痘讲习所。民众学习种痘技术的热情，我们可以从 1933 年铜山县政府与省立徐州民众教育馆合办的种痘讲习所记录中一窥究竟。

> 自 11 月 11 日起至 20 日止，为学员报名时期，原定 30 名，哪知不到 5 日，名额即满，前来者仍络绎不绝。于是乃尽量扩充为 50 名，余均留待下期。[138]

经过各省市连年持续举办种痘讲习所，种痘人员较前已初具规模。在此基础上，内政部于 1935 年（民国二十四年）3 月 8 日颁布了《普遍春季种痘办法》[下简称《办法》(附录 F)[139]]。《办法》将种痘机构由“种痘局”扩充至“当地公、私立及教会医院”；将参加种痘员训练班的学员吸纳为种痘人员，而不仅限于 1928 年版《条例》时期的“种痘医师”。我们可以将这一举措视为种痘运动进一步社会化的标志。分析《办法》规定的“可招收为训练班种痘员”人选①，可以看到，不仅是候选人的自身素质（凡年龄在 20 岁以上 45 岁以下，品端身健于文理通顺者）可胜任种痘工作，他们所拥有的群众基础也在考量范围内。小学教员和师范学校学生代表了当时的先进文化力，而民众教育馆服务员拥有更好的群众基础。据统计，至 1932 年，全国初级小学职员达 422 247 人；全国民众教育馆数量达 1 001 座，服务职员 4 185 人[140]。培养这批人先接受种痘技术，再通过他们的影响力和话语权在民间更广泛地进行传播，显然是更符合中国国情的做法。

> 在吾国今日乡村情况下，交通不便，经济困难，医药设备完全私有，且非常缺少。学校备置药品 12 样，教师明白其用法，对于一乡之医药，亦可谋小部分之利益，并可以激动农民之感情，有此感情，如能进而宣传卫生，则学校卫生真可影响儿童之家庭。……乡村间医师缺乏，教师当负责为学生及乡人种痘，既无危险，又省金钱，且种法极易，几分钟内学会，全国教师若能负起全责，则吾国今日天花死亡率至少可减百分之八十。[141]

在普通民众看来，“种牛痘，要忌口，吃胀浆药，扫毒药，而且还要款待先生，

---

① （1）小学教员；（2）民众教育馆服务员；（3）师范学校学生；（4）由各区保送小学以上毕业（年在 20 岁以上 45 岁以下），品端身健于文理通顺者。

送礼，这些都是非钱不行的事，在我们乡下很多的亲戚邻里，没有这笔钱，”[142]《办法》指出各地可由“政府或医院正式去函”，“按半价优待”向中央防疫处及中央防疫处南京代售处购买牛痘苗。

在以上法规政令的推行下，民间种痘逐渐形成规模。乡村种痘也开始从由点到面的推广进入到全面实施阶段。

> 乡村种痘的实施步骤分为三个时期：第一年为初步实施时期，同时开展训练及施种两项工作；第二年为推广实施时期，一面补充训练种痘人员，一面利用保甲挨户劝种；第三年起为强迫种痘时期，全省人民均经普遍种痘，每隔五年至七年，强迫续种一次。[143]

1944年（民国三十三年）3月13日，卫生部再次公布了修订后的《种痘条例》[下简称《条例》，(附录G)[144]]，表3—6是1928年版《条例》和1944年版《条例》的比较情况。

第一是种痘期数，由1928年的每人两次变更为每人三次，增加了少儿11岁至12岁阶段的接种工作。

第二是种痘时期的变化。1928年版中尤其注明除春秋两季外，“必要时另行安排，”说明当时的天花疫情暴发很不稳定，多有突发疫情；到1944年时，春秋两季牛痘接种则已成为常态。

第三，经济上的变化来自种痘费用和漏种处罚。1928年版的《条例》中并未具体涉及种痘费用，在一份四川省立第二女子师范学校1930年春季发布的《关于点种牛痘的牌告》中，还清楚地记载着“凡愿种痘必须先向张佩侠先生处签名并缴纳银元2 000文”的费用须知[145]；在1944年的《条例》中，则明确规定了“免费”及“强制”种痘，较之《普遍春季种痘办法》中的“半价优待”则又进一步减轻了民众的经济负担。另外，漏种罚款从1928年的“10元以下”上升到了1945年的“30元以下”。

第四，施种机关及施种人员的扩充。1928年《条例》中施种机关仅限“市县卫生机关”及“执业医师”参与施种；到1935年《普遍春季种痘办法》时已扩大为“各市县政府及主管机关主办，当地公、私立及教会医院合办”，执业医师及种痘员训练班学员均可参与施种；至1944年《条例》时则由“县市卫生机关统筹办理”，保甲长协助“挨户调查”，并“委托当地医院开业医师护士及助产士”施种。1928—1944年，牛痘施种机关及施种人员有一个非常明显的扩充过程，牛痘施种参与人员越来越多，从卫生行政机关内部事务逐渐扩大为全民参与的社会运动。

第五，记录及汇总工作的完善。在此基础上，主管部门才能更有效地制定接种办法，推广种痘运动。

表3—6　　1928年版及1944年版《种痘条例》之内容比较

	《种痘条例》（1928年）	《普遍春季种痘办法》（1935年）	《种痘条例》（1944年）
种痘期数	每人两期： 第一期出生3月至1年； 第二期6岁至10岁		每人三次： 第一次1岁以内； 第二次5岁至6岁； 第三次11岁至12岁
种痘时期	春秋两季	春季	春秋两季
种痘费用	未涉及	酌收少数费用	免费，强制
补种政策	限期补种		自请及强迫补种
施种机关	各市县卫生机关	各市县主管机关主办，当地公、私立及教会医院合办	县市卫生机关统筹，挨户调查
施种人员	执业医师	执业医师、种痘员训练班学员	开业医师、护士、助产士，种痘工作人员、保甲长
种痘证书	有		有
漏种惩罚	10元以下罚金		30元以下罚款
记录及汇总	造表交民政厅及卫生部	造表报卫生署	造表报省市卫生主管机关

二、重庆条例：萌芽期的群众路线

如前所述，重庆的医政体系始建于1938年南京国民政府内迁之时。1939年重庆出台了本土第一个种痘条例，即市卫生局颁布的《各机关学校工厂团体种痘办法》（附录H）[146]。该办法规定，机关团体人数20人以内就近赴卫生局下属6家诊疗所①接种，20人以上者则将人数集合地点预先告知卫生局后派人前往。要求指派职

① 第一诊疗所南岸罗家坝；第二诊疗所中一路一三八号；第三诊疗所南纪门；第四诊疗所江北潮音寺；第五诊疗所中三路巴县中学隔壁；第六诊疗所沙坪坝。

员一人担任缮写记录工作，药材旅费统一由卫生局供给。这个办法实则已经提前实施了1944年版《种痘条例》中规定的“挨户调查”，所不同的是《条例》中是由保甲长协助，而本办法采取的是以机关、学校、工厂、团体等实体单位组织实施。除费用全免外，卫生局还实行了“派员上门”的接种方式。1949年，卫生局在《扩大春季种痘实施办法》[147]中将医务人员以及其他社会人员吸纳进种痘员队伍：

> 扩大种痘工作应尽量利用当地医务人员，包括护士、职业学校教师、学员、卫生站所工作人员、医院医师护士及开业之医师助产士等。必要时得在种痘示范区添聘临时医务人员办理，为期一个月。除医务人员外，还应利用下列人员予以种痘技术之训练：
>
> a. 中小学国民学校等教师
>
> b. 省县立师范学校学生
>
> c. 地方各种干部训练班学员
>
> d. 保甲及农村工作人员
>
> e. 居民之愿学习种痘者
>
> f. 以种痘为职业者

在定点定员上门施种的基础上，重庆市逐渐将牛痘播种运动扩大到了定散结合的形式。《运动实施办法》明确规定播种牛痘完全不收费；施种牛痘后发给播种证，已经播种持有证明文件者亦可免种。在时间安排上，将4月1日至15日定为团体播种期；4月16日起至30日止为民众播种期，旅客播种则“不定期由诊疗所随时派员举行”。

事实上，这一阶段的牛痘播种运动已经将牛痘种植从早期的点式定种扩大到了新阶段的拉网式排查。第一，接种牛痘不收费；第二，主办方将播种对象按团体、居民和旅客根据不同情况分别对待，接种过程中不仅有医务人员的配合，也有宪警以“挨户”形式实行强迫接种；第三，施种后发给播种证，既方便记录，又为下一阶段接种工作的排查减轻负担。

1946年2月，重庆市卫生局向所辖各区公所发出了《劝导市民接种天花的公函》，公布市区各医疗机关名称、地点及负责人，要求通知各区及各保甲长劝导民众随时就近前往接种牛痘。接种地点亦由1939年时的全市6家诊所扩大为此时的全市

20家诊所，为市民提供了更多的方便（见表3—7）[149]。

表3—7　重庆市卫生局所辖医疗机关一览表

名称	地点	区属	负责人
第一卫生所	夫子池	二、三区	米国立
第二卫生所	江北大神庙	九区	任以彰
第三卫生所	黄桷垭	十五区	赵媛
第四卫生所	沙坪坝	十四区	彭大椿
第五卫生所	唐家沱	十六区	宋祖武
第六卫生所	南纪门	四、五区	洪凤梧
第七卫生所	学田湾	六、七区	钱维顺
第八卫生所	海棠溪罗家坝	十二区	吴翰祥
第九卫生所	山洞		刘树森
第十卫生所	金刚坡		马凤一
第十一卫生所	石桥铺	十七区	胡民范
第十二卫生所	化龙桥	八区	童善温
第十三卫生所	新桥		朱梅生
第十四卫生所	新桥		马龙光
第一平民医院	海棠溪三公里半		马粹
第一平民医院	弹子石		狄秩庸
合组医院	临江门外		胡先文
传染病医院	小龙坎土湾		常法先
肺病疗养院	新开寺		骆瑞庭
市民医院	金汤街		李之郁

第四章

规训：学校教育与社会运动

鲁迅先生在《我的种痘》一文中记录了他1923年在北京的世界语专门学校授课时接种牛痘的经历。时逢天花流行，校医到教室里施种。那时青年学生对“种痘”一事不仅知识匮乏，而且接受力差，让鲁迅颇感意外。

> 而这学校的学生们，也真是令人吃惊。都已20岁左右了，问起来，既未出过天花，也没有种过牛痘的多得很。况且去年还有一个实例，是颇为漂亮的某女士缺课两月之后，再到学校里来，竟变换了一副面目，肿而且麻，几乎不能认识了。[136]

为了推广种痘，鲁迅不仅在课堂上“竭力煽动”，还亲自点种牛痘“作为青年的模范”。但推广结果很不理想，学生们“说种痘是痛的”，在鲁迅种完痘穿衣的当口儿，“已经溜得一个也没有了”。北平是大城市，学校里的学生又是新思想的代表，他们对于种痘尚且如此逃避，那么其他人群乃至乡村民众的观念，也就可想而知了。

民国时期号召卫生教育的人士认为，卫生教育可以开启学生民智，而学生有“改良其家庭”的能力；接受过健康教育的父母能生产健康的儿女，儿童受家庭熏陶又会“一代胜于一代”，“终成为一健康之民族”。[150]曾负责国民政府卫生行政工作的近代公共卫生专家金宝善将教育与卫生描绘为共生关系：“教育无卫生不能立脚，卫生无教育不能实施”，并在讲演中多次提及在我国实施卫生教育的重要意义：

> 卫生教育，在吾国，较之他国，更为重要，一般民众之无知与迷信，实为

今日不良健康状况之重要原因，凡经济之穷困，科学医药之缺乏，交通不便，土地之辽阔，与夫人口之众多，均非从教育着手，不能使健康状况有所改良，仅恃法令，实难普及于全体民众。[141]

研究民国时期的防疫状况，不能忽略卫生教育在卫生行政及民众观念传播中所起到的作用。在卫生教育的多种形式中，可梳理出家庭教育、学校教育及社会教育三个大类。家庭教育因地域差、父母观念及开化程度迥异，难以逐一论之。相较家庭教育的个体性，学校及社会教育具有普适性和更广泛的社会影响，以下分别论述。

第一节 学校教育

我国近代卫生教育始于1926年（民国十五年），京师警察厅设立公共卫生事务所。当时有四所学校被选为城市学校卫生试点，“实为我国举办学校卫生之发端，亦即是学校卫生实验工作之起始”。1929年（民国十八年）2月，在先前实验的基础上，国民政府卫生署协同教育部组织“学校卫生委员会”，并颁布《学校卫生实施方案》，在上海、南京、天津、杭州等城市先后实施，开展学校卫生教育。[151]截至1931年，卫生署以书籍、图表、模型及电影等形式编制多种卫生教材，供各地使用（见表4—1）[152]。

表4—1　1931年以前卫生部编制卫生教材一览表

种类	书籍	图表	模型
名称	健康与经济*①	儿童卫生习惯图*	天花
	卫生教育讲义*	健康与经济图*	麻疹
	卫生教育实施方案	霍乱图	猩红热
	天花与种痘	苍蝇图	伤寒（病原及病理）
	伤寒及其预防方法	种痘图	霍乱（病原及病理）
	秃疮蚊与疾病		赤痢（病原及病理）
	苍蝇与疾病		白喉
	霍乱及其预防方法		淋病性结合膜炎
	天花及其预防方法		脊骨痨
	水与疾病		结核性淋巴腺炎
			牛痘

① 除标*项目外，其余均函索即赠。蜡制模型附玻璃外罩，收材料费5元。（原文注）

续前表

种类	书籍	图表	模型
			第一期梅毒（男性）
			第一期梅毒（女性）
			第二期梅毒
			第三期梅毒
			苍蝇、苍蝇发育之程序
			疟蚊与常蚊之比较
			牙齿发育之程序
			各种病牙之形状
			健全牙与病牙之比较

重庆市卫生教育委员会成立于1940年（民国二十九年），由卫生局主办，根据《重庆市卫生教育委员会组织规程》描述，其职责有“拟定审核学校卫生工作”“实施推进学校卫生工作”“修订各项学校卫生实施规程”“训练学校教职员学生卫生智能”及“研究并监督各校卫生教育事项”几部分。[153]在具体实施过程中，这些职责则是通过课堂的健康教育和课外的健康活动来实施的。

一、健康教育

民国时期的学校卫生工作，可分为健康教育，保健工作、预防工作、诊治工作、救护训练、环境卫生、职工卫生及事务工作等八项，具体工作范围如图4—1所示。

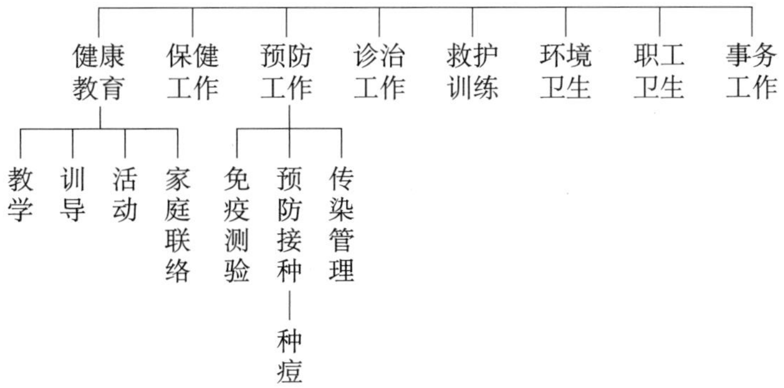

图4—1　学校卫生工作系统表

学校卫生工作的行政组织，一般有三种形式：教育机关主办（湖北省、汉口市、安徽省、陕西省等）、卫生机关主办（贵州省、福建省、重庆市等）和学校自办（中央大学、遗族学校等）。自办机构多有实验性质，在实际工作中也依靠中央卫生机关给予人力协助。

学校健康教育主要讲授卫生常识。初期这一课程内容被分在常识或公民课内讲授；20世纪30年代后，卫生部和教育部组织编写了系列卫生教科书，供中小学课堂教学使用，旨在“养成儿童良好的卫生习惯，并引起其改善个人及公共的卫生事业，以促进身心的健康”。这些教科书按教育部正式颁布的中小学课程标准编辑，注重实际活动，配以丰富插图和浅显知识，“依据儿童生活环境及年级程度，妥为排列”。以1934年（民国二十三年）上海商务印书馆出版的小学校初级用卫生教科书《复兴卫生教科书》[154]（见图4—2）为例，第一册分二十课①，涵盖着装、饮食、运动、环境卫生等各种生活常识，从点滴入手教导孩子养成卫生习惯。《复兴卫生教科书》中对各种传染病的生成和防治也多有介绍。如第四册第十四课《传染病有什么危险》：“传染病的种类很多，无论传染到那（哪）一种病，轻则伤害身体，重则竟致死亡，真是可怕！我们要预防传染，应该处处注意卫生。”第六册第十课《危险的天花》讲到了天花的传染途径及其危害，“预防的方法，不要和病人接近，不要用病人所用的东西，更重要的是赶快种牛痘”。第七册第四课《卫生局做些什么事》介绍了卫生局的职能范围：

> 卫生局对于当地的卫生，应负改良的责任。如垃圾及秽物的处理，不卫生事项的禁止，饮食品的管理等，都是卫生局应做的事。其他如筹设医疗机关，管理医药，使贫苦的病人得免费诊治；每年举行防疫工作；定期的如春秋季布种牛痘，夏季注射霍乱、伤寒预防针等；临时的如学校卫生等，也是卫生局应负的责任。

《复兴初级中学卫生学教科书》[155]（见图4—3）第三册《公众卫生》讲到感染急性传染病的处理与预防：

> 多数学子聚集一处，最危险的，莫如急性传染病。像痘疮②，麻疹，猩红

① 一、谁的衣服最清洁；二、为什么要刷牙洗脸；三、带干净的手巾没有；四、常常剪指甲；五、一个天天早起的小朋友；六、不吃小摊上的东西；七、你今天大便没有；八、渴了喝些什么水；九、吃青菜豆腐；十、怎样睡觉；十一、吃东西细细地嚼；十二、常常洗脚；十三、痰吐在那（哪）里；十四、纸屑果壳放在那（哪）里；十五、常常开窗；十六、扫除灰尘；十七、每天要游戏运动；十八、下了课应当到那（哪）里去；十九、不乱涂墙壁；二十、我们的教室。

② 指天花。

热，白喉，百日咳等，如果发现这些患者，应立即隔离，非痊愈后，不许入学。痘疮的预防，尤为重要，可强他种痘。

第五篇《医学和公共卫生发达史》中讲述了牛痘接种的发明经过，并阐释“实践证明经过牛痘之后不罹天痘。这法公布之后大受时人的反对。直到后来德国医家的赞助，牛痘接种遂普及全世界”。

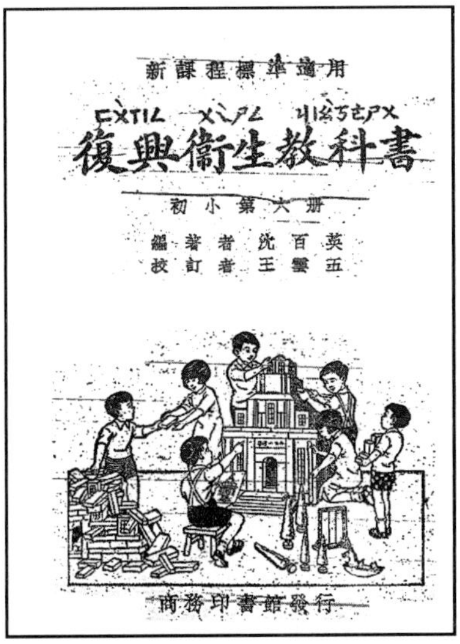

图 4—2　小学用《复兴卫生教科书》

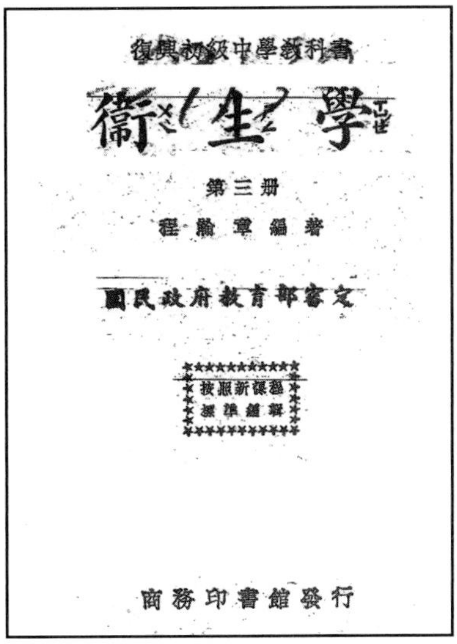

图 4—3　中学用《复兴初级中学卫生学教科书》

二、健康活动

除教科书的课堂教导外，民国时期的卫生教育课程还包括组织卫生自治团体，如小学以卫生队形式，初中利用童子军组织，高中及大学则利用军训组织展开学校卫生训练。训导科目包括卫生习惯训练、公开卫生讲演、晨会卫生谈话、分班演讲、个人谈话及卫生队训导等。[151]

在校学生每隔一年健康检查一次。民国时期国民身体素质低下，在校学生的身体情况也不容乐观。一份汇总了 1929 年到 1938 年间重庆等全国 18 个城市学生体格检查报告的统计表（见表 4—2）显示，学生身体健全无缺点者，平均每百人不满 10 人，其中尤以沙眼（48.5％）和齿病（37.6％）居多。[151]随每年例行健康检查同时进行的，还有每两年一次的牛痘接种和霍乱伤寒预防注射等预防工作。这些学校健康检查和疫苗注射等预防工作在全国大规模地展开，对增强在校学生的身体健康起到了积极作用。

表 4—2　　全国各大城市中小学校学生体格缺点统计表（1929—1938 年）①

缺点种类	被查人数	有缺点人数	缺点百分率
沙眼	234 303	113 534	48.5
齿病	235 921	83 590	37.6
扁桃腺肿大	237 961	53 871	22.6
淋巴腺肿大	148 391	23 136	15.6
营养不良	236 068	84 543	14.6
视力障碍	207 885	25 215	12.1
包茎	110 565	11 945	10.8
皮肤疾患	204 828	19 341	9.4
其他耳病	188 261	13 516	6.8
贫血	341 061	2 769	6.7
听力障碍	177 594	10 582	6.0
其他眼病	136 987	6 803	5.0
鼻病	125 664	3 080	2.5
呼吸系病	219 401	3 920	1.8
其他疾病	156 664	2 125	1.5
循环系病	231 873	3 095	1.3
疝气	111 916	1 228	1.1
整形外科病	151 830	1 577	1.0
脾病	98 512	719	0.7
甲状腺肿大	121 208	711	0.6
辨色力失常	19 003	80	0.5

1933 年（民国二十二年）起，一些地方开始出现卫生队组织。到 1936 年（民国二十五年），江西、福建、湖南等省份举行了卫生队大检阅；次年，安徽、湖北继续举行，“成绩甚佳”；在卫生署协助下，这些省份举办了巡回卫生展览；在南京及北平，由卫生机关摄制的影片和幻灯片在各校放映，“观众以学生及家属为对象”；全国中小学生还开展了图画比赛、演讲比赛等形式的卫生宣传活动。全国开展民众

① 本表系根据南京、上海、北平、青岛、威海卫、杭州、苏州、吴与、长沙、福州、镇江、开封、重庆、成都、广州、南昌、贵阳、昆明各处学生体格检查报告编制。（原文注）

教育的场所和数量也不断增加，1935 年共计开办通俗演讲所 2 031 个，民众教育馆 1 001 个。[140] 1940 年（民国二十九年）上半年，重庆市卫生局协助下属各诊疗所及学校举办了丰富多彩的卫生教育活动，形式和场次见表 4—3。

表 4—3　　1940 年度重庆市卫生局卫生教育工作统计表

		1 月	2 月	3 月	4 月	5 月	6 月	总计
公开演讲	次数	26	25	—	48	22	3	124
	人数	1 181	490	—	4	765	222	2 662
候诊教育	次数	95	103	113	135	129	81	656
	人数	3 561	2 426	2 859	3 766	3 239	2 579	18 430
家庭访视	次数	24	36	112	81	72	42	367
	人数	53	214	161	103	83	63	677
文字宣传	壁报	4	6	—	15	17	7	56
	标语	—	1	—	102	187	50	343
母亲会	次数	3	10	10	12	9	4	48
	人数	53	99	113	115	68	48	496
儿童会	次数	4	6	11	10	8	2	41
	人数	55	101	162	210	123	67	718

就社会影响而言，学校卫生教育不仅是要训练儿童及青年男女强壮身心、使他们养成良好卫生习惯；更重要的目的在于借用其力量，影响成年父母的卫生习惯，在更广泛的意义上开展社会教育。

> 卫生教育在学校课程中，地位尚未巩固，而其内容与儿童日常家庭生活互相联系。教师以其高尚之智识，以其尊严之地位，对于儿童本身与其家庭，皆能引起相当之信仰。以教师而行卫生计划，行之有道，必能得家庭之赞助。[141]

第二节　新生活运动：顶层设计的“群众”运动

由学校卫生教育或卫生机关主办，或由教育机关主办，两方合作“多不切实际”“在教育上之效果尚多不能满足吾人之期望”；加之学校教育覆盖人群相当有限，故实际效用又打不少折扣。若论覆盖人群及社会影响，1934 年蒋介石发起的“新生活运动”虽不是专门的卫生运动，却将“清洁”与“卫生”上升至国家治理的高度，这在蒋介石之前的旧政府中绝无仅有。由当权领导人倡导的这一社会运动无疑在客观上改良了民国时期公众的卫生习惯，优化了社会环境卫生。

1934 年 2 月 19 日，蒋介石在南昌发表演讲《新生活运动之要义》，主持制订了《新生活运动纲要》等规范性文件。此后每逢周年纪念日，他还一定会向全国发表新生活运动讲话、演说。这一场旨在通过改良民众日常行为而复兴“中华民族固有之德行礼义廉耻”的社会运动迅速蔓延至全国 20 多个省市，至 1949 年国民党被打败，历时 15 年。新生活运动波及面之广、持续时间之长、对国民党产生影响之深，都为民国史所罕见。[156]

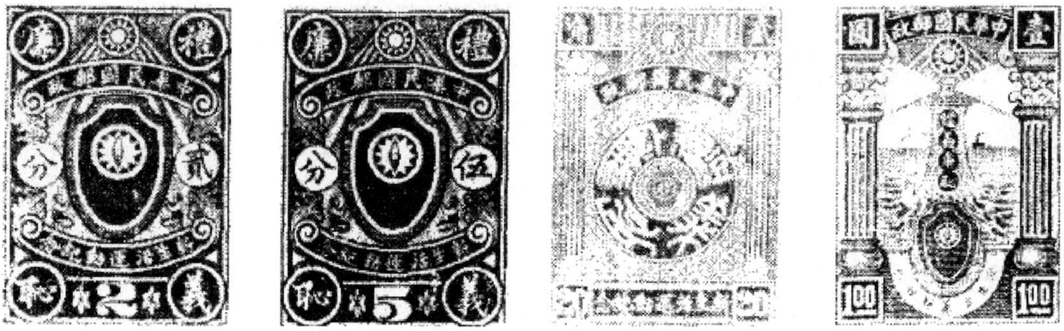

图 4—4　民国时期发行新生活运动纪念邮票[157]

尽管学界一度对新生活运动采取回避或否定的态度，封建复古论、精神剿共论、转移抗日视线论、脱离社会现实论等观点曾占据主流，但撇开政治斗争和群众基础不谈，客观而言，新生活运动在移风易俗、注重卫生、抗击灾害、服务抗战等方面的确发挥了积极作用[158~161]。从社会近代化层面而言，蒋介石将“礼义廉耻”等固有传统定义为“新生活”道德，又将“清洁”和“规矩”视为复兴国民道德的基石，试图通过规定民众日常行为的方式将之推广，所以这不是一场单纯的社会运动，而是近代中国第一次由政府主导的改良运动，它所呈现的国民政府的治国思想及其依靠国家机器的力量、在动用警察等强制性国家权力结合传统德治话语来规训民众日常生活的尝试中所遭遇的困难，或许更值得我们关注。

一、清洁与规矩：求自存与御外侮的治国方略

《新生活运动纲要》指出，新生活运动的主旨为“我全体国民之生活革命”，号召全社会行动起来，以简洁快速的办法清除种种不合时代、不适环境的习惯，“求国民之生活合理化”[162]。在《新生活的意义和目的》的演讲词中，蒋介石开头就说，中国普通人现实的生活状况第一就是“污秽”，“什么东西都肮脏得不堪”；洒扫住房

“也只知扫屋子中间一块”，至于屋角、门后这些不常被注意到的地方，就“不堪言状”：“布满灰尘”“堆满垃圾”尚且不说，甚至一年半载也没有人去过问，任它“发臭气生微菌”，这样的住宿环境，“安保不发生疫病?”[163]在蒋介石的倡导下，“清洁”与“规矩”成为新生活运动中被首先强调的要件，甚至是标志着野蛮与现代的分野。

清洁与规矩二者，则为此运动之基点和起点，盖清洁即是卫生，规矩即是秩序和纪律。此二事为文明人立身处世之根本条件，若不遵守，则为落后者或野蛮人，失了为人之资格了。[164]

进而具体到当时民众的诸多不良积习，如随地吐痰、到处解手、阴沟不畅等，都被称为“野蛮的生活”，必须“加以革除”。甚至在《新生活须知》中，第 8 条对民众日常的清洁卫生生活有明确的规定：

莫积垃圾，莫留尘土，厨房厕所，尤须净扫，捕鼠灭蝇，通沟清道，和洽邻里，同谋公益，互救灾难，种痘防疫。[165]

动员社会力量力求清洁整齐的生活环境，蒋介石倡导的新生活运动毫无疑问在客观上起到了“讲究卫生以利防疫”的作用；但考虑到“九·一八”事件后，中国所面临的日益严重的民族危机，这一运动所着力强调的国民生活“清洁整齐”，便具有重塑国民体魄与精神的意义，这一意义在国家层面便进而体现为求自存与御外侮。

由本身觉悟起，实行“修身齐家治国平天下”的主张，一身，一家，一乡，一省，一国，渐次推广。……新生活运动就是我们新时代的新典型，也就是中华民族复兴的新象征![166]

在国民政府看来，追求清洁整齐的国民性改造不仅是个体卫生清洁问题，实际上已同民族存亡相倚伏。在严重的民族危机胁迫下，培养民众的现代国民性、从衣食住行入手养成“清洁、整齐、迅速、确实”的习惯、塑造强健的国民体魄与精神，成为蒋介石构建的抗敌御外的基础。在《力行新生活》中，他强调了身体和体魄的重要性，认为以此为基石，我们就可以保家卫国、弘扬民族优秀传统，进而“使我们国家和民族能永远适存于世界”，并且“不再受外国人的侵略压迫，或遭受任何的轻视和欺侮”[165]。接着，蒋介石在《新生活运动之要义》的讲演中，把这一思想表达得更为确切：“我们和日本人不必在枪林弹雨之下冲锋陷阵，只将（二者的）日常生活比一比，就可以晓得高低强弱。”如此解读，就不难理解蒋介石发动新生活运动、强调清洁卫生的逻辑与其“攘外必先安内”的救国方略实则一脉相承（图 4—5）。

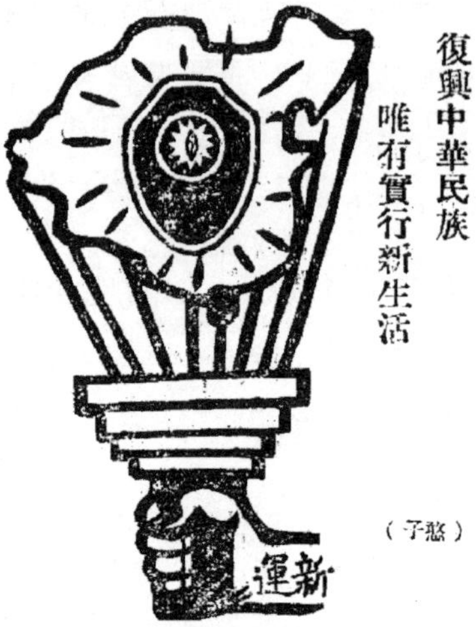

图 4—5　新生活运动海报[167]

二、注视与规训：顶层设计楔入社会运动的困境

1932 年 1 月，在多年对立后，面临内忧外患的国家危机，蒋介石和汪精卫终于携手合作。彼时蒋汪二人一武一文分工合作，前者担任国民党军事委员会委员长，后者担任行政院行政长，在表面上宣告南京国民政府初期，国民党的内部党争暂时结束。在维系社会秩序和形塑民众日常行为上，军人出身的蒋介石强调国家强制力的重要性；而汪精卫则受西方法治思想影响，认为政府权力不应凌驾于法律之上，强调社会规范和精英人群的楷模力量在规范民众行为中的效用。他们的分歧明显反映在对新生活运动所仰赖的力量的认识上，蒋介石要求军官、警察、机关公务员与在校学生一起，指导民众遵守新生活规范；而汪精卫则认为促进和推行新生活运动必须依靠“增高社会制裁的力量”，比如有人在戏院里吐痰，就不该由警察出面去强制惩罚他，而该由周围的观众去谴责他。汪精卫对使用国家强制力的审慎态度和对“社会制裁”的强调，说明他将新生活运动定义为一种道德改良运动，这

一运动依靠的是民众的自觉执行力，而不是国家机关直接督促、民众被动遵从的强制性规训。

按照蒋介石的逻辑，最初在南昌推行的新生活运动实际上是仰赖于当地党政军机关、警察和学生而开展的。据《江西民报》报道，在南昌全城展开的第一次大扫除和清洁检查，从早上九点半就开始了。南昌各学校师生、宪兵营、南昌行营、公安局警士、省党部以及民众教育馆的人员组成了700余人的指导纠察队，进入各家各户检查清洁卫生。检查内容上至厅堂卧室、下至厨房厕所，无一遗漏，甚至“衣服是否整洁”“户外有无垃圾堆积”“门口沟渠是否闭塞”等个人生活细节也不放过。检查小组共计189，每组由1名警士领导、3人组成，“分赴规定区域挨户检查”。检查结束后，每个小组将检查的“250户至300户”具体情况上交公安局，再由公安局汇总呈交新生活运动促进委员会。[168]

在汪精卫看来，新生活运动的推行“宜避免法律干涉而励行道德感化”。新生活运动开始后不久，他就在一封致蒋介石的电报中提出了对新生活运动滥用国家权力的质疑；并指出即使必须借用法律行政的权力，也“宜先造成舆论，再以法律或命令颁布，使人共守”[169]。面对汪精卫的批评，蒋介石随后修正了新生活运动的推行方式，活动范围、对象及空间都有所限制。如此这一初始阶段波及全民的社会运动便逐渐缩小到国家权力直接涉及的公共场所等区域，对象上也仅限于公务员与学生。即便有所修正，事实上警察仍是新生活运动中的主要力量，他们通过手中掌控的国家权力以确保蒋介石制定的“新生活规范”在民众中得以有效推行。1934年4月20日，蒋介石向上海市长吴铁城、南京警察厅长陈焯以及南京宪兵司令谷正伦发出亲笔手令，强调在新生活运动中，政府、警察、宪兵以及部队应起到“督促社会、感化民众”的关键作用。他同时敦促这三人“以此意晓谕所部”，为确保“每日与每星期必有一定时间，巡查监察检讨”，勒令“主管长官亲出督促”[169]。随后蒋介石将上述手令同时送达鲁晋察绥等地方控制的各省长官，以及国民党政府控制下的10省高级官员手中，以军事委员会委员长的名义将新生活运动在全国推行。

为配合新生活运动工作开展，各地成立了新生活运动会。重庆举行了声势浩大的清洁运动游行大会，发动民众打扫卫生、推广新生活。

因鉴重庆市清洁卫生，素少注意，现值该会（省新生活运动会）成立之际，清洁一端，即为实行新生活切要之点。特于23日召集各机关、各团体、各学校、组织队伍，举行清洁运动游行大会，以促进社会一般民众之注意力，而走上新生活之途径。是日午前十钟，曾经参谋团政训处派队分赴本市各街道担任清洁指导工作，午后二钟即在青年会开清洁运动游行大会，计报到参加者，有参谋团政训处、别动队、各级党部、音乐队、警备部、各机关、各人民团体、各学校、各医院、各药房、各警署官兵孤儿院等 80 余团体，人数在 4 000 以上，跻跻跄跄，颇为热烈。……谢词毕后，报到人员即整队依次出发游行，是日全市人民，莫不闻风而起，各街肆亦扫除清洁。[170]

自南昌而始的新生活运动率先在南昌取得成效。1935 年 10 月 1 日，南昌新生活运动总会会同有关部门抽查 105 家商店、16 家酒楼菜馆、40 家公寓旅栈和 8 家娱乐场所，发现人员"无随地吐痰之恶习""柜台玻璃门窗货橱厕所甚形清洁，店内均备有痰盂"；稍大一些的旅馆房间、客堂、厨房、饭厅、厕所、楼梯、天花板等"已均为清洁""杂役皆着有制服"；酒馆茶楼里不仅"食具用具清洁"，甚而天花板上的蜘蛛网和地上垃圾"皆已扫净"；戏院场内连厕所也"无随地便溺现象""甚为清洁"[171]。据统计，当年的新生活运动开展得轰轰烈烈，全国 17 个省市累计从事清洁运动 16 次、防疫运动 5 次、造林 3 次。

在新生活运动开展一周年之际，蒋介石表示对"规矩""清洁"两方面所取得的进展非常满意，发表讲话提出将新生活运动进一步扩展为"生活军事化""生活生产化"和"生活艺术化"，也就是后来所谓的"三化"运动。至此新生活运动的重心转化为对民众日常生活的全面改造，以图实现形塑蒋心目中"理想国民"之目的。新生活运动促进总会制订了涉及民众日常生活各方面的详细行为规范，推广"三化"运动，广泛发动"各地军队、宪警、教职员学生、党政军机关各服务人员、妇女及各社会团体"成立劳动服务团，服务团团员"每日须利用公余、课余、业余实行劳动服务至少一小时"[172]；蒋介石甚至下令"将新生活运动工作列为公务员职务考成之一"[172]。一则当时的报纸报道，记录了新生活运动中公务人员的工作状态。

派定检查员多人，佩戴黄色"清洁检查证"的臂章，随时随地都可以通知当地群众协助或径自检查各大小饮食店及公共场所的清洁卫生，并散发传单标语。[173]

在新生活运动倡导的“三化”推进过程中，政府内部的科层组织表现为有着“隶属关系”的层级（hierarchical）权力结构，起着至关重要的作用。这种由当权者赋予行政人员高于法律权力的规训方式，实际上也构成了民众与行政者的不平等关系。黄金麟和深町英夫的研究提出，蒋介石的目的在于培养“驯顺的肉体”（docile bodies）为现代国家服务。他们将福柯的“生命政治”（biopolitics）和“规训”（discipline）理论引入民国时期国民政府的新生活运动，进而阐释了新生活运动中的“规矩”和“清洁”对国家建设的重要性[174]。从现代的政治学角度，我们完全可以将新生活运动视为在有别于道德与法律的国家权力领域中，通过规范化（normalization）规训民众的国家治理方式。

我们可以在新生活运动中观察到福柯在《规训与惩罚》一书中所概括的“规训”的三种手段：层级监视（hierarchical observation）、规范化裁决（normalizing judgment）和检查（examination）。[175]“层级监视”表现为利用自上而下的行政隶属关系推行新生活运动；“规范化裁决”表现为对各种日常生活行为制定规章制度；至于持续不断的指导和检查，则是新生活运动推行过程中常常使用的方法。

然而我们也要看到，蒋介石在新生活运动第二阶段所推行的“三化”运动，显然已经指向改造价值观、习俗、大众道德，甚至审美情趣，而不仅限于培养“驯顺的肉体”。这一管控实则远远超出了福柯所言的西方国家现代社会的“规训”。新生活运动开展的实际效果证明，从外部规训入手改造人的内心相当困难；甚至新生活运动第二阶段的效果也大不如前，连第一阶段取得的“规矩”和“清洁”方面的成果都逐渐消失了。[172]新生活运动失败的事实也说明，新生活运动终究不同于西方模式，尽管它与西方的规训机制有诸多相似之处，但仍需要我们在当时中国的政治话语框架内重新检视。

另外，无论是汪精卫提倡的精英楷模的“道德感化”和“社会制裁”，还是蒋介石依赖国家机器的威权政治，他们的分歧并不在于新生活运动应该鼓励何种道德，也不在于新生活运动能否改良民众道德，而在于这一道德改良运动是否应该由国家来推行，以及国家应该如何推行。[169]这一民国时期国民政府顶层设计“群众”运动的实践，可归结为晚清到20世纪30年代中叶以来，中国语境下现代国家法治建设所遭遇的严重阻碍。一方面，民众不能自觉守法，政府也不能有效执法，成文法并没有获得应有的权威；另一方面，国家权力脱离法治原则的约束，在民国时期仍然具有任意性、绝对性的特点，有效的宪政制度一直未能建立。在从专制皇朝向现代民族国家的转型过程中，国民政府的政治人物和舆论，仍然或多或少地将新生活运动理解为中国固有德治传统的延续。所以无论蒋论还是汪论，仍然遵循旧的话语框架，以自上而下的精英思想来构建新生活运动，并未意识到其中已经悄然引入的新型政治意识形态。通过规训民众的日常行为，这种“德治”的目的在于培养民众的“守法”观念，进而增强国家统治权威，并构建国民与国家的直接联系。“规训”和“道德”之间的区别，也可理解为自上而下的威权政治与自下而上的民主政治；新生活运动试图依靠外在的行为监督和纠正去改造民众的审美情趣、习俗信仰和内心的价值观，显然是无力的，难免也就以虎头蛇尾告终。

> 新生活的成绩是怎样的呢？有若干地方，始而热烈，终于冷淡下去了。也有若干地方，只有推行新生活运动的机构，而没有真正实行新生活的成绩。一般社会依旧是污秽，浮靡奢侈，不守规律，不重秩序，不爱清洁，不讲卫生……[72]

三、成效与延续：系列卫生运动的开展

虽然新生活运动最终未能实现蒋介石心目中形塑理想国民的目标，但延续新生活运动第一阶段工作所取得的成效，民国政府开展的卫生社会运动逐渐常态化，如每年的春秋季种痘运动、夏季卫生运动及突发时疫时的应对等。这些运动一方面着重于日常性的卫生防疫工作，另一方面集中于疫病多发期，通过采取点面结合的形式，尽可能多地发动可利用的社会资源，以实现去污祛疫的目的。

夏季卫生运动是卫生部除春秋两季的种痘运动外发起的另一个全国性卫生运动，每年5月开始，以“促进市民健康、减少市民疾病、保卫民族生命、加强抗战力量”为宗旨。针对夏季气候炎热、蚊虫多、易暴发胃肠性传染病等特点，重庆市夏季卫生运动的主要工作包括“饮食店及公共场所的清洁检查”“防空洞消毒”“实施防疫注射”“增加洒水设施”及“取缔不洁食物，疏通阴沟，排除秽水，改良饮料，灭鼠灭蝇”等。[176]

1940年5月13日至19日，新生活运动促进总会商与卫生署联合在重庆举行了“夏季卫生运动宣传周”。地点在民权路新生活运动宣传场，内容包括展览卫生宣传图；免费为市民注射霍乱伤寒防疫针、接种牛痘；健康指导与戒烟咨询；卫

生话剧表演等。展览场地“标明五大项目，颇为醒目：（1）布种牛痘，预防天花；（2）打针防疫，杜绝霍乱；（3）卫生讲演，增进常识；（4）健康指导，减少病疾；（5）戒烟咨询，富国强民”。活动时间为“种痘注射防疫针，每日自上午10时至下午6时”“健康指导与戒烟咨询，上午10时至下午3时、下午4时至6时”“卫生宣传，下午7时至8时”。[177]

> 每日市民自动前往，打针群众极为踊跃，计时7日其工作成绩如左。一、种牛痘142人（婴孩）；二、打霍乱预防针4 504人（平民苦力居多）三、参观卫生模型及图表者7 000人（约计）；四、放映幻灯2次；五、卫生讲演2次；六、卫生剧表演1次（《生死关头》）；七、共用牛痘苗30支；八、共用霍乱防疫苗175瓶。

活动结束后，《新华日报》进行了报道；鉴于此次宣传周的良好社会反响，社会部又策划了当年10月举办重庆市卫生展览会，向民众灌输卫生常识。[178]

> 自12日开始，每日上午10时起至下午7时止，在新生活运动宣传场免费为市民注射霍乱伤寒防疫针，及布种牛痘。数日来市民前往注射及种痘者不下4 000人，卫生署于昨（17日）晚复在新生活运动宣传场公演《生死关头》话剧，劝导市民实行清洁卫生。[179]

此次活动中，民众踊跃接种牛痘和注射防疫针。事实上每年的夏季卫生运动，预防接种都是工作重点。《重庆市夏季卫生运动委员会组织简章》明确规定了“除请有关机构组织注射与实施注射外，为使各街巷居民便利起见，又特约定各街巷著名医师，担任医务医师为市民注射，药品概由夏季卫生运动委员会供给，不取分文”[176]；市内各医疗机构也都被调动起来参加夏季卫生运动。

> 夏季卫生运动委员会号召市内各医疗机构在6月1日至9月底开展施诊施药运动。对持有任何一种义诊券并附有保甲之负责证明书的赤贫患者免费诊治并送药。重庆市医师公会印发西医义诊券2 000张，重庆市国医药公会印发义诊券2 000张，西药施送与国药施送均以市内各区为辖，每区至少3家凭义诊

券及医师签名处方送药，以 1 000 处方为限。[180]

尽管夏季卫生运动主要是针对霍乱、伤寒、痢疾等夏季易发胃肠性传染病及战时传染病，但运动期间进行的大规模卫生宣传和注射防疫针等行为，实际上强化了民众对公共卫生及接种防疫的了解，客观上也促进了牛痘接种的推广。

第五章

传播：天花防控观念的创新扩散

民国时期“卫生”观念的社会传播，散见于当时游历中国的西方探险者的零星笔记中。传教士路易莎（Elizabeth F. Lewis，1892—1958 年）女士描绘了 20 世纪 20 年代长江上游一个乡村少年在城市学徒求生经历中所遭遇的东西医疗卫生观念差异[181]，美国医生贝希尔（George C. Basil，1901—1954 年）则以口述史的形式记录了 20 世纪 30 年代他在重庆行医的种种见闻[182]。系列丛书《中国世界》（*Chinese Worlds*）集中体现了海外学者对民国问题的持续关注，其中《外国人和外国机构在中国》（*Foreigners and Foreign Institutions in Republican China*）一书则对口岸城市卫生状况及国民应对多有涉及[183]。海外学者研究民国卫生的专著，目前公认具有较高学术价值的当属罗芙芸所著的《卫生的现代性——中国通商口岸卫生与疾病的含义》，她以清末民初的通商口岸天津为样本，勾勒出疫病、身体、社会阶层和权力的复杂关系。[61]

中国的学者中，杜正胜认为卫生和疾病是医疗史研究的两个基本维度；刘士永在考察日治时期台湾社会公共卫生观念的转变过程后，认为卫生健康不只是个人自利的范畴，而是社会公众的整体利益，提及当时国家介入卫生事业的必要性问题。[184]雷祥麟从语义出发，认为民国时期的“卫生”是一种新的自我体验方式，以及将自我纳入新的社会秩序中不可或缺的技术，实则涉及人的自我认同与社会关系。[185]而在罗芙芸看来，除公众利益和国家治理外，卫生还是“统治的组织原则、国家与人民关系的争议焦点……更是日本与亚洲权力消长的相对指标”[61]。杜丽红注意到了文化现象背后的社会和权力关系，在关注近代北京城市饮水卫生制度与观念的嬗变过程中将社会史过程分析和文化史阐释结合起来。[186]相关论文集包括《清以来的疾病、医疗和卫生》[33]和《帝国与现代医学》[28]。前者以“近代境遇中的‘卫生’”为主题收录了5篇论文，以个案研究的形式对清末北京卫生行政的创立、近代上海医疗卫生史的考察、民国时期的卫生运动初探及20世纪50年代台湾的乡村卫生等课题展开了研究；后者则在医学史研究中特别关注到了帝国主义、殖民主义与后殖民主义的研究潮流。《医疗、卫生与世界之中国》是一个跨文化视野下的历史研究，通过一系列具体案例，讲述权力在身体层面上的现代性布控和运作，以及普通民众为捍卫生命权利所做的不懈努力[187]。以上研究显示了近年来卫生问题从“身体”“疾病”等内涵转向权力关系与社会结构等更复杂也更有趣的外延层面，引领研究者将更宏观的社会背景融入对民国时期卫生问题的考量。

梳理国内外文献，我们发现民国时期的卫生研究，扭结为民族性与现代性、技术性与政治性的巨大张力。当时接受西方及日本医学教育的社会精英阶层，试图通过特定的任务唤醒中华民族、种族，促进社会近代化进程。从这一层面而言，民国时期“卫生行政”的构建及“卫生”观念的传播，实为一种以医学化方案解决社会问题的救国策略。

近代中国，随医学传教士而来的教堂、医院等现代场所，迥异于传统的中国空间格局，结束了乡土成员之间几乎没有隐私的历史；手术、免疫等现代医疗手段“切割”了中国人的“身体”；中西医抗争逐渐铺陈为中国社会西方化与近代化的路基。如果说民国时期卫生行政体系的建设一定程度上实现了社会精英“卫生救国”的顶层设计，那么卫生观念的社会传播则奠定了其群众基础。

第一节　种痘及防疫书籍

如前所述，明清时期“人痘法”在中国的发明，是当时世界领先的先进技术，并受到各国的重视。俞正燮的《癸巳存稿》有这样的记载：“康熙时俄罗斯遣人到中国学痘医，由撒纳特衙门移会理藩院衙门，在京城肄业。”法国思想家伏尔泰在《哲学通讯》一封谈种痘的信中，称赞了伟大的种痘技术：

> 我听说100年来中国人一直就有这种习惯，这是被认为全世界最聪明最讲礼貌的一个民族的伟大先例和榜样。[105]

到19世纪“牛痘法”经英国回传到中国时，“接种避疫”思想在民间已经具备一定的社会基础。英国船医皮尔逊（Alexander Pearson，1780—1874年）所著《英咭（吉）利国新出种痘奇书》是我国最早的关于牛痘接种方法的西医译著。该书有嘉庆年间的刻本，叙述了牛痘的发明经过与接种法、接种的具体位置及传入中国的经过情况。张星烺在《欧化东渐史》一书中描述了这本痘疹专著在当时的社会影响：

英国东印度公司医官皮尔逊于1805年（嘉庆十年）传种痘法于中国。皮尔逊在广州行医，曾著一小书，说明种痘法。斯当顿代为译成华文。皮又传授其法于中国生徒。重要者为海官，海官以后成为名医，30年间为人种痘，达100万口。[60]

1922年，钱守山、斯季绍编著的《痘及种痘》（见图5—1）由商务印书馆出版，该书在1924年（商务印书馆）、1935年（生活书店）及1937年（商务印书馆）分别再版，分“绪论”“天花痘”“种痘要旨”“水痘”四章，介绍了天花的症候表现、诊断及预防方法，并着重讲解了种痘法、临床反应、异常情况处理、合并症及种痘注意事项。以浅显的文字，“人人能领会为目的”“应社会之趋势，杜天痘之流行”，是民间时期较有影响力的种痘书籍。当时牛痘法推行的状况以及民间态度，我们可以从作者自序中领略大概：

痘为小儿一大病，当天行时，人人尚思远避。今无故取婴孩而与之病，可乎？曰非也。譬诸捕盗，称其羽翼未成就而擒之，甚易矣。譬诸去莠，及其滋蔓未延芟而除之，甚易矣。延医服药，举家日夕守视，多少酸辛；求卜问神，多少惊恐！其轻者亦须多方调护，尤未必能操十全之券。近世科学昌明，欧风东渐，种牛痘之益，确能防病于未发，夫人尽皆知亦。且牛痘仅种二粒或四粒，小儿嬉笑自若，饮食如常，旬日之外，遂告成功。无灾无害，不为小儿省却疾苦，与得免满面麻点。且育子女者，亦可得省却忧劳，法诚善也。今将痘疹一科，细加研究，审度精详，编辑成书，公诸海内，庶为痘科之津梁、咸登赤子于寿域也。[188]

1928年，卫生部成立后，逐步组织编印了26种卫生宣教小册，《天花与种痘》

（见图 5—2）于 1929 年发行。此时“天花传染的危险，和种痘可以预防天花的益处，中国人现在可以说是多数已经明白的”，但“因为向来政府对于国民卫生，不能十分注意。既不考察，又不督促”，所以天花仍到处流行，每年因感染天花而死的人数“大约有百万之数”，因此推行种痘仍然十分必需。1929 年卫生部确定每年的 3 月 1 日“全国施行种痘”，作为一项国家卫生主管部门牵头推广的社会运动，《天花与种痘》一书既是卫生行政人员的操作指南和训练课本，也是种痘运动的宣传提纲。卫生部要求各省卫生行政机关“复印多份，广为分送，并且派人到处讲演督促实行”。[189]

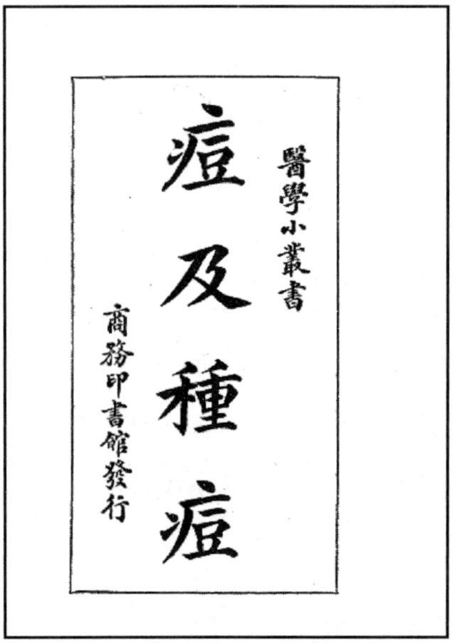

图 5—1　《痘及种痘》

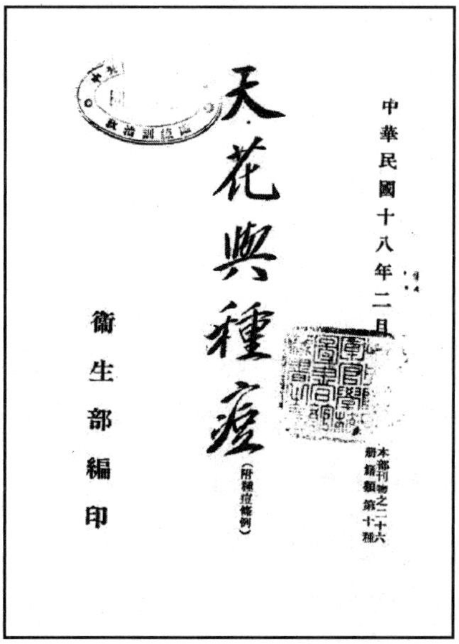

图 5—2　《天花与种痘》

1929 年 9 月 18 日，卫生部公布《传染病预防条例》，规定天花在内的 9 种烈性传染病为法定传染病，并制定了一系列防治措施。随着传染病防治工作的逐渐展开和常态化，各种防治传染病的书籍也应运而生。仅 1935 年，各大书店发行的传染病防治书籍就有 26 种（见表 5—1）[190]。这些书籍形式上有专著和译著，内容上既有对各种传染病的整体描述，也有防治各个病种的具体介绍。

表 5—1　　1935 年各大书店发行防治传染病及天花类书籍

出版书店	书名	作者
生活书店	《传染病总论》	姚伯麟
	《传染病》	于云岫
	《传染病问答》	郭人骥（编）

续前表

出版书店	书名	作者
生活书店	《传染病问答》	黄则人
	《传染病警告》	丁福保
	《传染病和看护法》	E. R. Wley
	《急性传染病》	鲍监卫
	《急性传染病》	丁福保
	《传染病预防法》	王庚（编）
	《预防传染病之大研究》	丁福保
	《传染病预防条例释义》	余德荪（编）
	《消毒法》	周庆云
	《说痘》	祝振刚等
	《痘及种痘》	钱守山等
	《种痘浅说》	李兆时（编）
	《中西种痘全书》	陈滋（辑）
中华书店	《健康指导》	丁捷臣
商务书店	《健康之路》	赵竹光
亚细亚书店	《公共卫生》	卫楚材（编）
大众书店	《传染病》	茹十眉（编）
《大华书店》	《传染病问答》	郭人骥
五定书店	《儿童传染病》	高镜朗
佩文斋人文书店	《种痘新书》	
	《痘疹新法全书》	
	《校正痘疹正宗》	
	校正痘疹精详	

随着种痘运动的不断深入，相关书籍也不断更新和出版。如1932年江苏省立教育学院编制的《天花和种痘》、1936年文明书局发行的《天花大全》、1941年杭州增智书局发行的《新法种痘》、1945年军医署发行的《天花防治实施办法》等。与早期出版的防治天花类书籍介绍牛痘法发明和传入中国的历史、侧重观念传播相比，后期出版的书籍更注重实用操作技能，如附录种痘时需要填写的各类表格等（见图5—3）[191]。就传播效用而言，这些专业书籍的读者大多为卫生从业人员，如行政机关职员或医生等，普通百姓接触的可能性很小。但这些专业书籍的编写与发行，毕竟是提高了卫生防疫的社会关注度，也为种痘运动的深入开展培养了更多的操作人员。

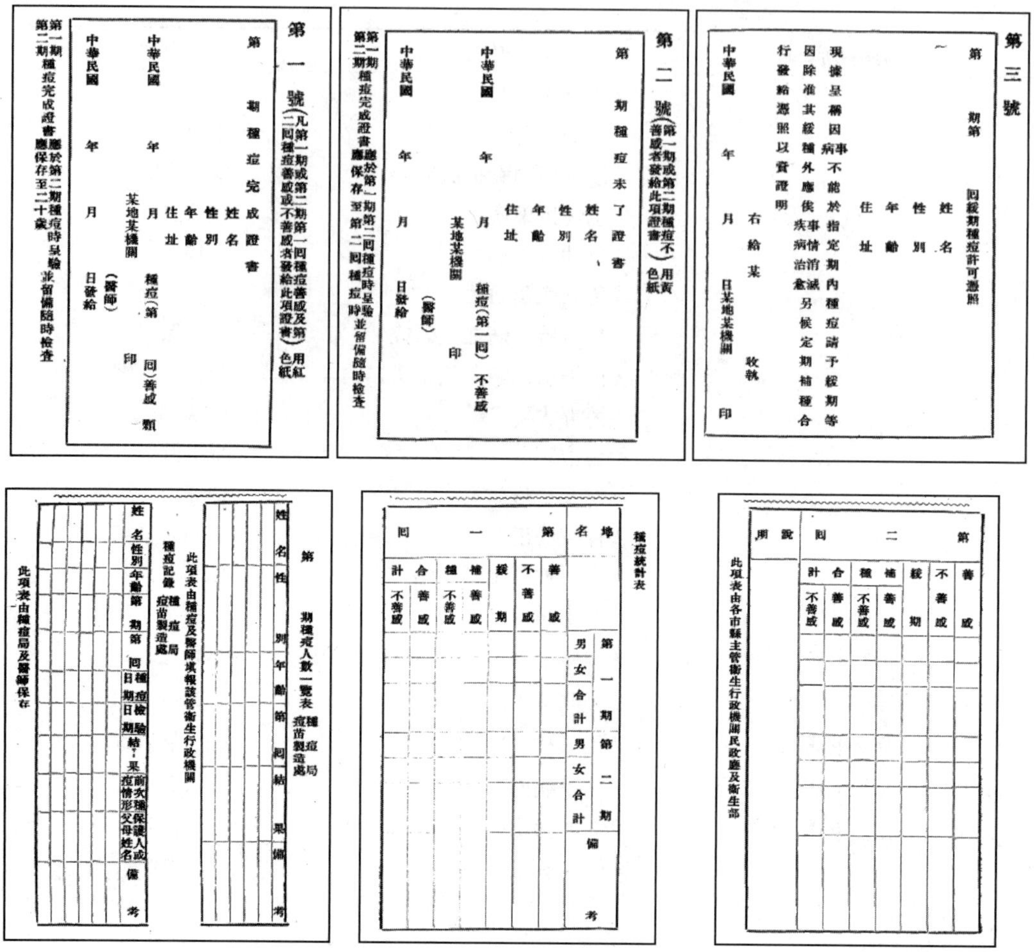

图 5—3　种痘用各类表格

第二节　医学期刊及报纸副刊

据统计，1886—1911 年间有 11 种西医报刊问世；1912—1949 年，总量则达到 501 种[74]；除了专业医学期刊外，民国著名的报纸如《大公报》《申报》等也都有开辟医学副刊。但大部分的医学刊物“稿荒殆为通病”；至于受众定位不清，“前载专门作品，后载通俗问答”之“冬衣夏帽”之举也不在少数。唯有丙寅医学社凭借“高深医学知识，清晰鉴别能力，优越文学手腕，及印刷经验”，为其主办的《医学周刊》赢得了广泛的声誉。[192]

为培养学生成为中国公共卫生事业骨干，协和医学院自 1921 年开办之初就建立了社会服务部。1926 年（丙寅年），协和医学院的一些青年医生和学生自发组织了一个学术团体，依年号名为“丙寅医学社”。丙寅医学社青年医生的社会服务意识，后来也成为《医学周刊》的办刊指导思想：

> 我国受2 000余年玄医的影响，一般人对于医学知识简直等于零，常常遇有小病则手忙脚乱酿成大病，一人有病传及全家，害及社会，所以不论从个人健康或从国家推行卫生行政方面论，医刊都是十分需要。[121]

本着“不登载刺激青年的性知识”“不介绍药”“不介绍医师和医院”的原则，《医学周刊》成为民国时期“灌输卫生常识”的重要传播平台。1928年12月东北易帜后，南京国民政府实现了全国形式上的统一，“今后内外上下，得专从事建设事业。新国家之前途，若将有无穷之希望矣”。于此分析，方汉奇认为我们可以将创立于1929年的《医学周刊》《科学周刊》及《市政周刊》视作《大公报》渴望和平建国的产物。[193]

20世纪二三十年代，丙寅医学社曾先后与《世界日报》《新中华报》和《大公报》合作，以专业副刊的形式通过《医学周刊》向读者普及医学知识。《大公报·医学周刊》是《大公报》抗战前连续出版时间最长的一个专业性副刊，合作时间长达9年（1929年到1937年），共发行406期。在《医学周刊集》（第三卷）的序中，江绍原称：

> 现在大江南北各省已有通俗医报多种，然于刊载一般人便览的医学卫生文章而外又能够明白地勇敢地声讨伪医们贻害病家妨碍医学的罪者，或许只有丙寅周刊。[194]

后来结集出版的《医学周刊集》，大都来自丙寅医学社在各个时期刊发的文章，共6卷9册，各卷均有再版[195]。丙寅医学社的成员作为“当时中国少有的受过严格而先进的医学教育的人才”，发表的文章备受其他同仁推崇，“中等以上学校多有以之作卫生教材的”[196]；一些医学院校也选择《医学周刊集》上的医学史文章，用作大学医科医学史教材[197]。

针对天花防疫，《医学周刊》先后刊发了《天花与冉纳氏》（1929.11.09）、《种痘》（1931.04.16）、《种牛痘、防天花》（1934.03.13）、《种痘方法之传习》

(1935.04.16)、《为什么种牛痘?》(1936.11.03)、《劝大家种牛痘》(1937.02.20)及《快种牛痘，以防天花》(1937.04.10) 等10余篇文章，介绍天花的成因和危害，号召民众种痘防疫。

《劝大家种牛痘》一文针对民众害怕种痘的疑惑，明确指出：

这是经过许多科学家医学家研究发明出来的一种预防天花最妥善、最经济、比较安全的方法，……预防科学在现在虽然很进步，但是论效果，总以种牛痘防天花的效果来得大，来得安全。只要我们肯为种痘，就可以永远不患天花，……什么事情上，都不可以这样准确地断定，唯有种牛痘防天花的事，确是十分有此把握，丝毫不用疑惑。[198]

除不了解种痘原理害怕种痘的，也有迷信者求助痘神或菩萨逃避种痘的行为。

一般无知的愚民，以为患天然痘（天花）是有一位痘神司管的，所以在种的前一天，就要沐浴更衣，到种痘那天，就要先要求拜痘神保佑，后来拜祖宗，找一根老樟树，认作樟树娘娘，最后再拜先生，种后三天内，全家都要说吉利好话，至于那种痘的日子呀，时辰呀，一一都要请教瞎子算命先生，请教今年种痘宜不宜，若是不宜就等来年再种，来年若又不宜，那么就又不能种，这个样子，竟有搁到十多岁才种痘的。……若是那瞎子，开一恩口说今年好种，那么又要排八字，应当什么时日种，若是排定那日，不管气候怎样冷，都一定要种的，你若是劝他等较暖的日期种，他们就说，这是命中排定，无可更改的，关于这一点，每年在种痘之后，一定要增加几个病孩的。[199]

余八岁失母。尝闻先母在日。每抚余而言曰："是观世音菩萨之所赐再生也。"盖余生于癸卯。至丙午年全城遭天花。死者不计其数。余亦患之，几濒于危。先母忽梦白衣人以青巾覆余首。而谓吾母曰："汝素敬我。故赐汝子再生也。"迄今追思。固何日不在菩萨荫庇之中。[200]

《天花灭绝在乎教育之普及》一文提出，观念普及和卫生教育也是灭绝天花的重要因素。部分民众感染天花后，不去医院隔离、不主动寻求科学治疗，都会增加天花传播的风险；民间的迷信影响了人民的思想，即使有普遍种痘的机会，"不种者仍不种，迷信者仍迷信”。作者认为思想观念的愚昧是造成天花流行，和天花一直无法根除的罪魁祸首。所以要想灭绝天花，不仅要在城市、乡村广设医药机关管理传染病，更重要的是要普及教育，加深民众对天花危害性和接种的认识。[201]

> 这样的信息传播逐渐取得了成效，“经过一二年的难关，江宁县①的人，多数知道种痘的好处了，现在会从很远的村庄里，抱着孩子跑到附近的卫生所，请求给他的小孩种痘”。[202]

第三节 插图及海报

相较于文字，图片和标语直观明了，浅显易懂。卫生部1930年公布的《地方卫生宣传大纲》就明确要求各地卫生宣传中“悬挂卫生标语牌”以求“简要明显使易接受”[137]。为提高宣教效果，插图、标语以及海报在民国时期的防治天花宣传中较常使用。

一、插图

为引起读者注意，一些具有视觉冲击力和感染力的图片被使用。《天花与冉纳氏》是一篇介绍牛痘接种情况的文章，作者以姐弟三人为例运用插图进行说明。哥哥和姐姐因为接种牛痘未被感染，弟弟因为年纪太小未种，结果感染了天花。图片中居中的弟弟满身脓疱，面目凄惨，位列左右的哥哥和姐姐则神态自若，怡然自得，显示了天花的危害与牛痘的功效（见图5—4）。[106]

再如《复兴卫生教科书》[154]第六册第十课《危险的天花》中谈及天花危害时，配图为一个端庄娴静的姑娘满脸麻子的惨状，令人过目难忘（见图5—5）。

图片的另一功用为指导操作。针对一些牛痘施种中的错误行为，荣启荣编著了《天花防治实施办法》[203]一书，用插图的方式辅助说明了如何挤出痘苗及如何叠压施种。

① 江宁自治实验县，成立于1933年2月10日，直接隶属于国民党江苏省政府。系国民党“改善县政，推行自治”的尝试。

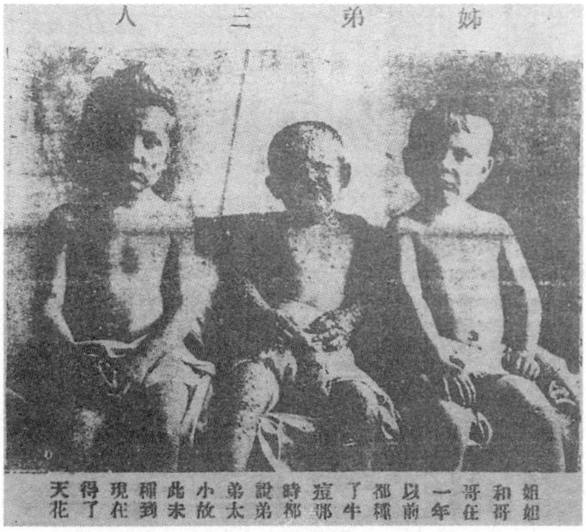

图 5—4　姐弟三人

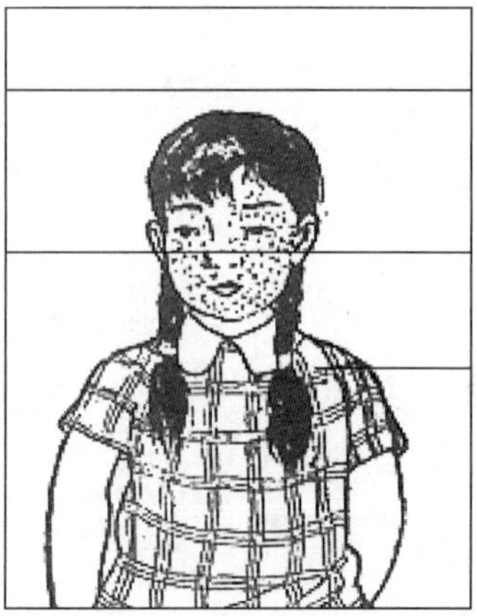

图 5—5　危险的天花

痘苗挤出法：痘苗管两端，须用经过消毒之镊，或棉花小块折断之，对痘苗管之一端，插入小段橡皮管管壁内（见图 5—6）然后以拇食两指捏住橡皮管之两端，稍一挤压，则痘苗自流出，无论如何，痘苗不可用口吹出。

接种方法之叠压法：施行少数人之接种时，亦可采用叠压法，行此法时，用一已经消毒之针，在已经消毒皮肤表面上滴有痘苗处，重叠压刺，其圆圈之直径以不超过三公厘为限，压刺时，针应几与上臂表面平行，成一切线姿势，然后慎重将针线压于痘苗处，压入表皮，针头起落，约三十次，惟针端不宜插入过深，而使血流出（见图 5—7），此法若行之适宜，其种后反应更佳。

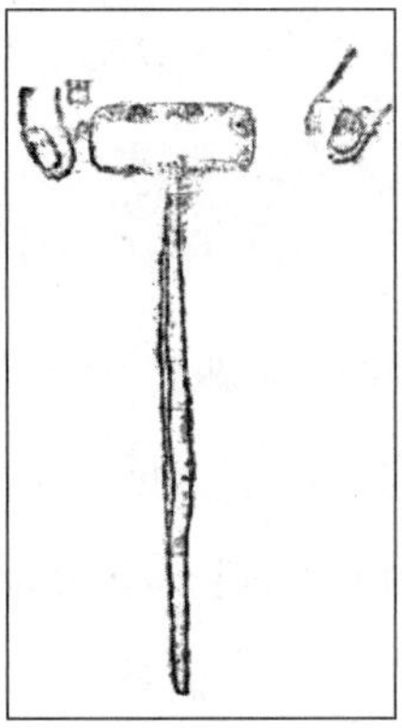

图 5—6

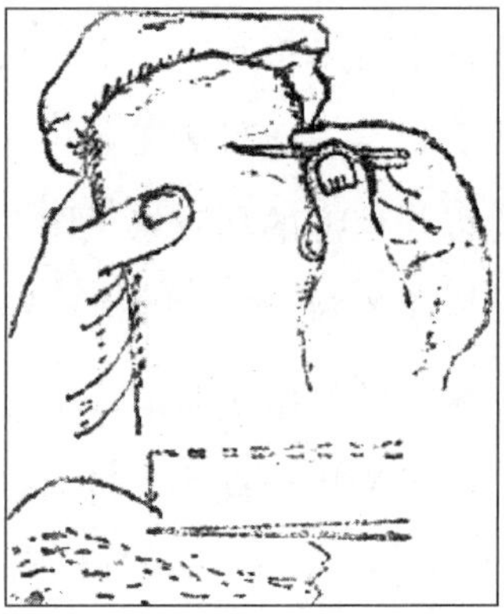

图 5—7

还有通过图表说明情况的。如《初中卫生》第二册介绍天花症候时描述感染天花后不同时期的发热症状（见图 5—8）、疫苗存放温度（见图 5—9）及接种后的复查情形（见图 5—10）。[155]

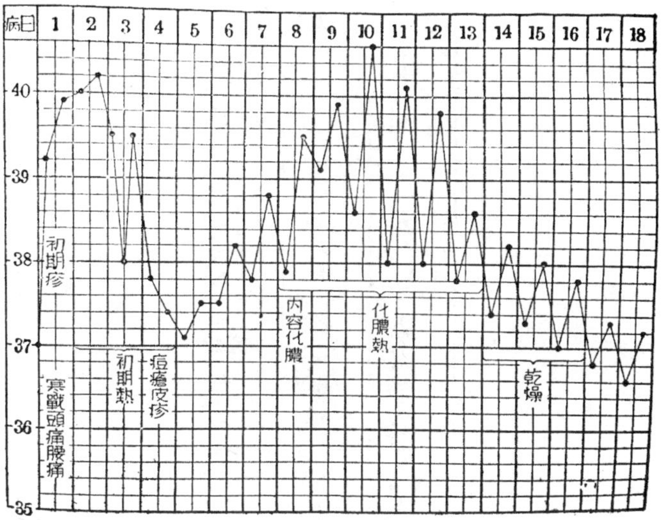

图 5—8　天花的热型

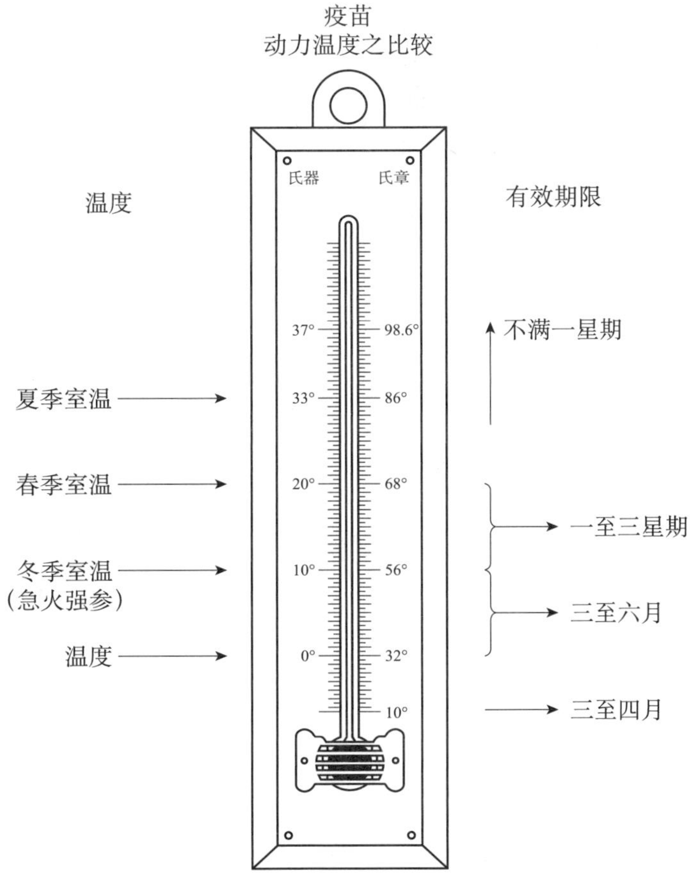

图 5—9　疫苗存放温度

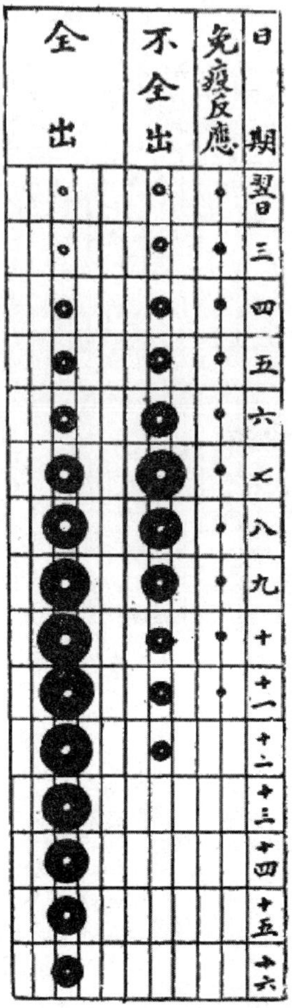

图 5—10　牛痘接种后的复查情形

二、海报

海报和标语是各级卫生行政机构在街头巷尾宣传时较常使用的方式，其张贴办法卫生部有明文规定。

> 各省市县均于各街巷适当墙壁上或适当处所设置专栏，专为揭载各项卫生布告及各种卫生宣传品之用。此种刊物各省市卫生行政机关或主管卫生行政人员负责撰拟，或用文字表示或用图画表示，须鲜明美观，并时常更换。最好分别地点季候撰拟张贴。[137]

民国时期重庆市内的各种海报张贴蔚为壮观，蒋介石初到时曾大为头痛，要求大力整顿（见图 5—11）。不过从侧面倒也可以说明海报和标语这种宣传形式的普及。

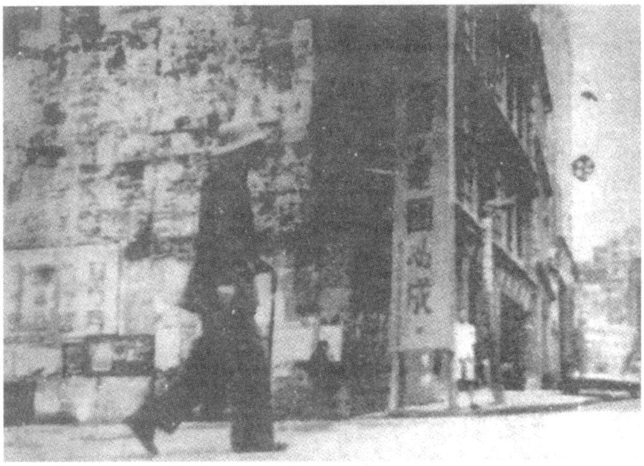

图 5—11　蒋介石视察重庆市容

《简易安全种痘法》是 1925 年卫生教育会编拟的种痘布告，用简洁扼要的文字介绍了种痘的步骤和术后护理方式（见图 5—12）[204]；而中华卫生教育会制作的种痘标语和海报，则更加易读直观：图中一个漂亮健康的宝宝活泼可爱，胖胖的小手指着手臂结痂的牛痘，十分讨人喜爱（见图 5—13[205]、图 5—14[206]、图 5—15[207]）。1935 年发布《普遍春季种痘办法》后，卫生部也制作了《天花与种痘》《天花及其预防方法》小册子及宣传种痘图画标语，供各地翻印应用。

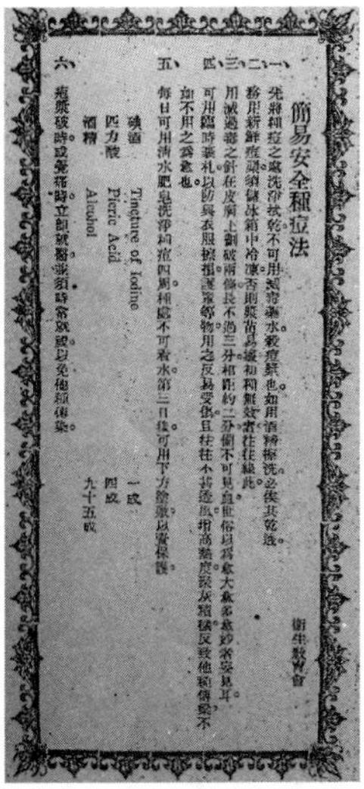

簡易安全種痘法

衛生教育會

一、先將種痘之處洗淨拭乾。不可用殺毒藥水。殺痘漿也。如用酒精擦洗。必俟其乾透。

二、務用新鮮痘漿。須儲冰箱中冷藏。否則痘苗易壞。和種無效者往往緣此。

三、用滅過毒之針在皮膚上劃破兩條。長不過三分。相距約二分。慎不可見血。世俗以爲愈大愈多愈妙者妄見耳。

四、可用臨時裹札以防與衣服摩擦。護瘡等物用之反易受傷。且往往不甚透風。增高熱度。致成積穢反致他種傳染。不如不用之爲愈也。

五、每日可用清水肥皂洗淨痘瘡四周。種處不可着水。第三日後可用下方塗藥以資保護。

碘酒　Tincture of Iodine　一成

四力酸　Picric Acid　四成

酒精　Alcohol　九十五成

六、痘漿破時或發花時。立即就醫診治。須時常洗手以免他種傳染。

图 5—12　简易安全种痘法

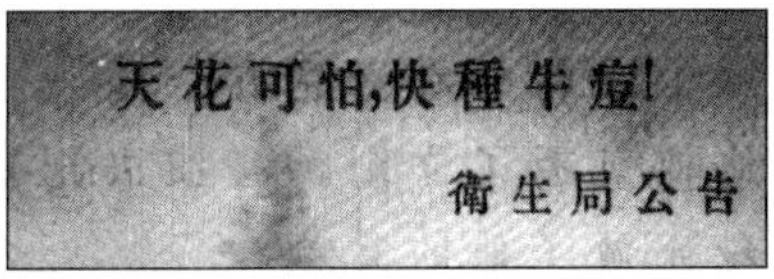

图 5—13　种痘标语一则

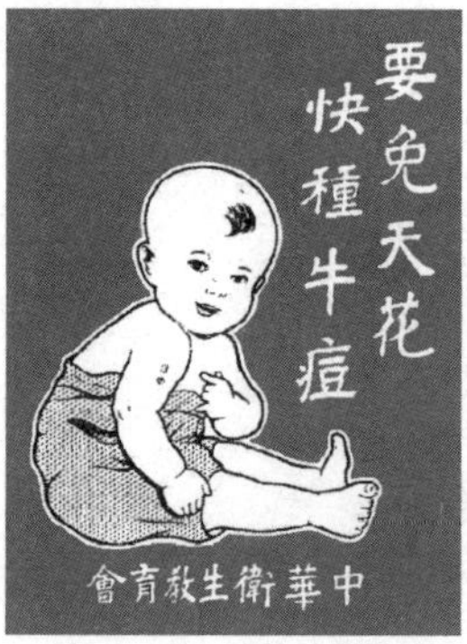

图 5—14　种痘海报

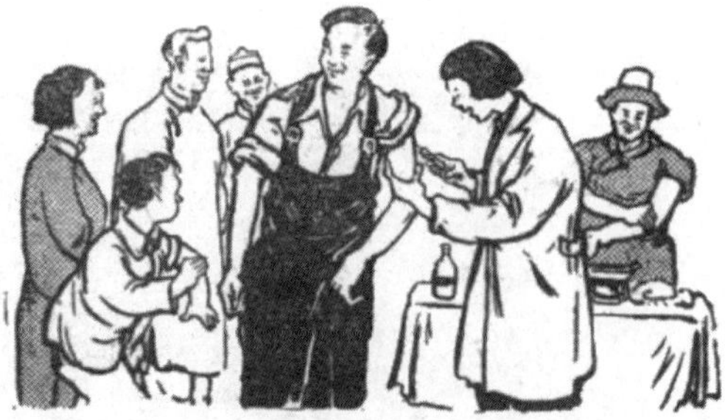

图 5—15　夏季卫生宣传之接种防疫针

这些张贴于街巷醒目位置的宣传品，宣教目的明确，形式生动，取得了确切的效果：

种痘彩图，已遍贴鄙处，街头路角，时见众人聚而争视。[208]

第四节　人际途径

健康传播的概念由美国传播学者罗杰斯首次提出，他认为这是一种将医学研究成果转化为大众健康知识的传播行为。这一行为的目的在于改变公众态度和行为、降低民众的患病率和死亡率，从而有效地提高一个社区或国家的生活质量和健康水准。[63]从传播的不同路径出发，有观点强调大众传媒在传递健康信息中的独特功效；也有学者认为医患之间的互动关系及诊疗室外无数的人际传播活动构成了健康信息交流的主要通道。从实用主义的立场出发，健康传播可以是和健康相关的任何人类传播形式。基于大众传媒的研究仍是这一领域的主流；而媒体的倾向性可以形成巨大的舆论合力，从而影响健康政策的制定[209]。过去的 30 年，人际途径在健康传播中的作用受到持续关注，健康传播研究已逐渐从关注治疗手段转向旨在改变个体行为的健康促进和疾病防治手段[210]；二级传播（two-step communication）和意见领袖（opinion leader）的重要效用也在健康传播的研究中不断被印证。

尽管有前述各种书籍、医学期刊及文字宣传品的大量涌现，但考虑到民国时期较高的文盲率，“全国人口假定 436 094 953 人……不识字的约占 80%”[211]，当时重庆的手工业工人“稍识文字者约计十之四五，而能够阅读报章者不过百分之二三”[212]；一位久居川省，遇事留心的官员曾总结其观察，据说“在重庆街上看见的每100人中我估计有40人能读得懂告示，有30人懂而不甚清楚，其余的人完全不懂。在妇女中，我敢断言充其量只有4%～5%能读或能被认为受过教育”[82]。我们不得不对这些出版物所产生的直接传播效果持审慎态度。受物质观念和知识水平局限的制约，笔者认为人际渠道是当时民众获取健康信息的首要途径。

创新扩散理论是美国传播学者罗杰斯提出的，并研究其应用在社会进程中的创新成果（新的观念、实践和事物等）如何为人知晓以及在社会系统中得到推广。在一项创新观念经历扩散的过程中，其采用者可分为五类：创新者、早期采用者、早期众多跟进者、后期众多跟进者和滞后者。就牛痘接种这一创新观念在中国传播的案例而言，将其引入中国的多林文、皮尔逊等传教士和医生，无疑是传播接种观念的创新者。他们以令人惊讶的适应力和创新性，不仅推广了牛痘接种，更将西方医学防疫思想所代表的现代卫生观念植入近代中国。美国医生贝希尔20世纪30年代曾在重庆教会医院行医，他选择了“泡茶馆”去和当地人接触，借机传播卫生观念：

> 一个中国人，不管他个人在商界或政界中如何重要，他差不多总能随时抽出时间来“耍一下子”的。和一两个朋友坐在城内为数极多的茶馆里的小方桌子旁，他喝着一碗新泡的茶，可以将自己完全忘怀于愉快的闲谈中……后来，我也养成了走进中国茶馆店喝一杯茶的习惯……我坐茶馆的习惯，最初是将它当作一种生意经的。外国医生和中国病人之间的沟通，在我似乎是格外浩阔……在茶馆里松散的时候，人们则以较平等的立场相见，喝他们提神的茶，在每一个想得到的题目上，交换他们的意见……我的中国语汇扩大以后，对于这种自由参加的谈论，也就兴趣日渐浓厚起来，因此，每逢有机会，我总插进几句话去说一说现代的医药和医院对于市民公众的价值。[213]

直到现在，茶馆依然是川渝地区的人们交往、聚会和处理日常事务的场所。“泡茶馆”的“泡”字，有两层含义：一是好茶需要时间慢慢“泡”开；二是一堆人坐在茶馆里聊天“吹牛”，消磨时间。所以“泡茶馆”的意义并不在于喝茶，而是社交。茶馆在邻里和社区扮演着信息中心的角色，相当程度上意味着“公共论坛”。[214]三教九流的人们来到茶馆，无所不谈，在悠闲的氛围中交流最近新闻，传播小道消息，传统语境中的“权力差”在这里被消解。贝希尔代表当时在重庆游历、工作和学习的一类外国人，他们用“泡茶馆”这种当地人特有的社交方式打破了文化隔膜，从而构建起跨文化的人际关系。而这种方式的传播效果也是显而易见的：

> 由于（茶馆）这种媒介，本来绝不会想到这所医院的许多人，现在也对于它发生兴趣，并且常来赐顾了。[213]

如果说外来医生通过茶馆构建了与普通百姓的社交网络，那么他们与军政要人的交往则实现了权力的再生产。1938年国民政府首都内迁之前，重庆实际上是四川军阀刘湘的21军统辖区，有着“军人干政”的典型特征，是一个“军权高于一切”的城市[215]。贝希尔到重庆不久，就意识到“规矩”（礼数）的重要性，与人交往时尽量用“赞美对方”“贬抑自己”的中国方式，很快他就获得了当地人的认可，被称为“全能的内外各科的专家”。远扬在外的名声让重庆的军政要人对贝希尔产生了兴趣，纷纷前来就诊。在贝希尔治好一位张将军①的肾炎和梅毒后，获得了意想不到的回报：

> 差不多只过了一夜，这所美国医院就声誉鹊起、家喻户晓了……顿时到我们这儿来就诊的，便成了重庆一班领袖人物的风尚。[213]

另外一位邓将军②患有很严重的肾脏病，肺部充血，连带支气管炎，贝希尔控制了他的病情后，获得了在江北的省立学校大礼堂举办卫生讲座的机会。

> 我每星期到江北去三次。江北新设的省立学校里，有一间比较大一些的礼堂……学生很感兴趣，常常参加讨论……中西理论真正冲突的地方，是在疾病预防上面。借着有色图表与小册子之助，我把两手清洁之要、食品勿染尘灰、戒绝吐痰恶习、如何处置排泄物等等解释给他们听……学生们都用心听的……成人们也来听讲了；教师、职业界中人以及军官等都来占了一席之地……离开

---

① 根据原文描述，此人应为时任重庆市市长的张必果。四川邻水县人，早年留学日本明治大学，归国后曾在北京任《北京晨报》主笔；是刘湘的驻京代表，幕后决策人之一。

② 据译者注释，恐为作者记忆之误，此人应为刘将军，即刘湘。

我们这个地方之后，他们出去把现代医学的福音，散布到重庆的大街小巷。[216]

需要提及的是，出于“军事安全”的考虑，自 1932 年起，四川省省长刘湘亲自给省内各学校签发训令，明文禁止外国人在学校演讲[217]；至 1936 年，外国人甚至已经受限进入川黔渝等地区[218]。如果不是将军的邀请，凭贝希尔一己之力，绝无在学校公开讲演的可能。在中国这个“情理社会”，人情关系也是一种社会资源。西方的社会交换理论（social exchange theory）固然可以解释人情关系中的资源交换，但报恩却是另一个更为重要和根本的方面[219]。在外国医生与军政要人的交往中，后者用非理性的、无法计算的方式回报前者，无意中将自身拥有的社会资本（social capital）构建了一张创新观念的传播网络，网络中的关键人物（军官、学生、教师等）因其社会威望和掌握的话语权而成为防疫思想及现代卫生观念的传播行为的意见领袖，从而形成创新扩散中的二级传播。如果说书籍、医学期刊、报纸副刊等大众传播在促进民众认知“牛痘接种”阶段有重要作用的话，那么在说服和决策阶段，以上意见领袖所起到的人际传播效用则更为明显。

《扬子江上游的杨福》（*Young Fu of the Upper Yangtze*）是美国传教士路易莎女士诸多记述民国时期中国社会状况的著作之一，描写了 20 世纪 20 年代农村少年杨福在重庆城一家铜器铺学徒、生活的经历。当杨福的同门师兄小李感染重症，生命垂危之际，杨福央求铜器铺唐老板出面，说服小李的父母接受西医手术，挽救了小李的生命。[181]

梁其姿梳理人痘接种在中国的推广过程后认为，中国南方大都市的士绅，从 17 世纪开始逐渐接受人痘接种，态度从怀疑转为肯定；到 18 世纪下半期，这些人已经适应了防疫的观念。在“人痘法”广为接纳的基础上，“牛痘法”的推行则相对顺利：“时人已适应了免疫的观念，不难接受牛痘的技术。”[35]士绅的肯定态度，成为民间施种牛痘的助推器：

普及种痘在人口稠密、文化比较发达的地方，确是件轻而易举的事；反之则阻碍重大，困难百出……到一个由 10 多个山僻小村组织而成的保单位里去，布种一整天，那会使你跑得精疲力竭，讲得舌敝唇焦……比较有效的方法就是……你到一个村庄之前，须打听这村庄的领袖人物，造府拜望，说明这次的来意，使他鸣锣之后，就把他的子女抱来。因为这些人终究比较明白点，待他的子女种过，露着膀子回去，沿途的农家看见，就会不约而同地将他的子女带来布种。他们觉得某相公（绅士）的儿子都会去种痘，必定是有好处的。[220]

种痘工作者们，也越来越意识到社会学习的重要性，开始利用赶场演戏的机会，宣传种痘。

当我们把药摊子摆好的时候，周围都围满了人，但大家都观望着不敢上前，我们用多种方式向他们宣传，而来的人还不十分踊跃，最后我们除了向各个人劝告之外，还叫已经种了痘的人，去约他们的亲戚朋友来种，这样一来，我们便增加了许多有力的宣传员了……人类的行为都是互相影响的，（因此）在社会上造起良好的习惯以影响人，算是很重要的。[221]

20 世纪前叶的乡土中国，军政要人掌控权力机关获取权力，士绅阶层代言社会价值——也就是儒家信奉的“礼教”——获取地位，商人则因为财富而受人尊敬。这三者以一种微妙的平衡左右着地方行政，也都为推广防疫思想及现代卫生观念作出了自己的贡献。

第五节　其他形式

1930 年颁布的《地方卫生宣传大纲》提出了卫生宣传的四个原则：（1）须简要明显使易接受；（2）须滑稽有趣引人入胜；（3）须偏重反式以资警惕；（4）须指示方法使易仿行。[137]在这些原则的指导下，民间出现了花样繁多的卫生宣传形式，除悬挂卫生标语牌及设置定期卫生布告栏外，还有卫生运动会、卫生展览会、卫生陈列所、学生演讲队、卫生讲演场、卫生电影及卫生刊物等，活泼有趣，深受民众欢迎。

1939 年 2 月 19 日至 3 月 12 日，重庆市举办了新生活运动五周年纪念展览会。内容包括国货展览、四川土货展览、教育玩具展览和卫生展览等。“会场布置，井井有条，并注重衣食住行之合乎现代化”[222]。另有 1940 年“夏季卫生宣传周”时在民权路新生活运动宣传场举办的卫生展览；1946 年 6 月，重庆市卫生局和民教馆在青年馆联合举办卫生展览，内容为有关各种传染病的知识。[223]

卫生讲座形式，比如前述提及的美国医生贝希尔举办的卫生讲座。之前更早的则如 1927 年市内各县设立卫生所，“举行苦口婆心的宣传来启发民众注意公共卫生的要义”[82]。1938 年卫生局建成之后，主持举办了一系列的市民卫生讲座，其中主讲者不乏卫生官员或知名专家。

青年会和卫生局合办之夏季卫生讲座。本月 20 日午后 7 时由卫生局长李之郁在青年大厦礼堂主讲，题为《公共卫生与传染病》。21 日午后 7 时，由胡先文①讲《霍乱之预防及治疗》。[224]

1949 年的春季种痘组织工作中，提出了各校教师讲解《天花与种痘》并发动学生出外宣传的要求[147]；1950 年 4 月，在新中国成立后开展的第一次清洁大扫除运动中，重庆市各饮食、旅馆、剧院、茶社等服务行业及娱乐场所也曾邀请卫生人员宣讲卫生知识，累计 42 场[225]。

歌唱、话剧、小调等艺术形式也被应用到了卫生防疫宣传中。除前所述卫生话剧《生死关头》外，还有更多民间小唱、莲花闹、儿歌等样式涌现出来。如儿歌《种痘》（见图 5—16[226]）和《夏季卫生小唱》[227]，简短易懂，朗朗上口。

夏季里，瘟疫多，一不当心病来磨；坏的东西不能吃；河水井水莫生喝。怕害病，要谨慎；赶快去打防疫针。

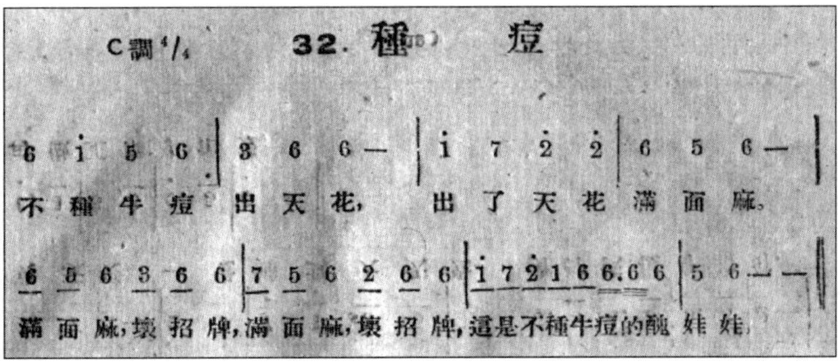

图 5—16　儿童种痘歌

再如莲花闹《劝种牛痘》（见图 5—17）[228]，运用了本地民众熟悉的方言，如

---

① 胡先文（1909—1981 年），心血管内科专家，时任重庆中央医院主任医师、院长。

“张大婶来李大哥/快叫幺妹莫要梭/种了牛痘人不错/长了麻子嫁不脱”这一段，大意是：张家大婶李家大哥，叫你家的小妹不要跑。种了痘人才漂亮，得了天花满脸麻子就嫁不掉了。唱词以诙谐幽默、群众喜闻乐见的手法传递了“免费种痘”的信息，并纠正了诸如“种痘痛”“女子种痘不能生育”“种痘不能做工”等在民众中流传甚广的谣言。

各位同胞不要急
我来报告个好消息
天花危险虽然大
种了牛痘就不怕
要防洪水先筑堤
要免天花先防预
人民政府真正好
免费种痘到处跑
种痘队嘛硬是对
光种牛痘不收费
张大婶来李大哥
快叫幺妹莫要梭
种了牛痘人不错
长了麻子嫁不脱
各位同胞莫要怕
“我们的手艺偕不差
手杆尽管伸过来
负责包你不出拐
一点不痛，手艺都偕高
就像蚊蚊子“居一教”
种了牛痘好将就
不忌风来不忌油
双手照常能活动
照常做事和做工
我劝大家快种痘
不分男女和老幼
今天这套莲花闹
各位同胞要记到
回家去，多摆谈
亲戚朋友和街坊
二天来了种痘队
不要错过好机会
今天打到这里就么台
要听莲花闹二天来

图 5—17　莲花闹（《劝种牛痘》）

1950 年 4 月，在新中国成立后开展的第一次清洁大扫除运动中，重庆市卫生局印发《清洁扫除宣传纲领》，市文教局组织中、小学生宣传队，在区内主要街道上宣传卫生知识，散发卫生传单。在各机关、工厂、学校等单位和居民区开辟黑板报、壁报卫生专刊。电影院每场开映前放映卫生幻灯片。张贴卫生标语 23 873 张，横幅 156 幅，向群众散发卫生传单 17 600 张。[225]

根据现有史料，以下是笔者整理的民国时期重庆地区卫生防疫宣传主要形式。[147,229～232]

（1）张贴宣传标语及海报。如在电杆上涂刷布标、漫画，将防疫标语遍贴巴县汽车公司车尾之上及城郊各区有关卫生商店，绘制五彩布标悬挂于广场及影剧院等。

（2）组织宣讲队。由市卫生局提供宣传材料，教育局组织学生、军乐队等上街宣讲，并配备专车驶赴郊区作防疫宣传。

（3）举办卫生展览会。1946 年夏季，重庆市卫生局在在中央公园民众教育馆内展出卫生图表 116 种，模型 63 具，“参观人数极为踊跃”。

（4）电化宣传。在市内各电影院放映种痘宣传广告和防疫标语。

（5）民间艺术宣传。邀请民间艺术改进协会协助改编防疫歌词，传唱防疫歌曲。

（6）1949 年以后，报刊和电台等现代传播媒介也参与了种痘宣传。

a. 卫生处（局）（院）印制标语传单散发；

b. 各校教师讲解“天花与种痘”并发动学生外出宣传；

c. 贴布宣传标语和快报，种痘组门前贴漫画；

d.《新华日报》等报刊出版专刊并随时报道种痘工作消息；

e. 各影院、戏院刊登种痘标语，电影放映种痘宣传广告；

f. 人民广播电台播送关于种痘的各项消息。

第六节　传播特点及效用

在重庆地区的天花防疫这一公共卫生事件中，早期的纸质媒体（书籍、报纸）、后期的电子媒体（广播）和面对面的人际传播通过各种形式得以运用。考虑到民国时期的识字率和民众知识水平，尽管我们不能忽略书籍和报纸对知识阶层的影响及其在天花防疫信息扩散中所起的作用，但也不能夸大它们对于普通民众所产生的效用。事实上，当时被大量采用的宣传形式是通过人际途径得以实现的，如卫生宣讲、卫生展览、戏剧、歌曲等。这些面对面的宣讲方式形式直接、反馈直观，对于当时文化知识水平不高的民众来说，易得性高、更具实际意义。在信息的传播过程中，西医、军政要人、商人士绅和知识分子等社会精英阶层，也即“意见领袖”起到了关键的作用；天花防疫的信息通过这批人自身的影响力实现了向民众的二级传播（见图 5—18）。

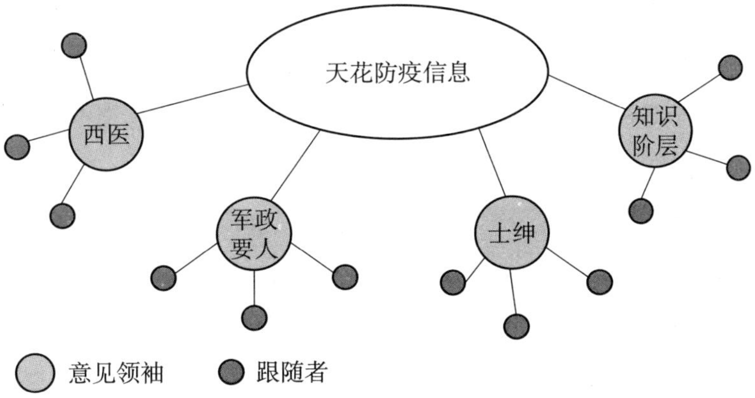

图 5—18　天花防疫信息扩散中的二级传播

第六章

图景：重庆开埠以来的天花防控实践

1929 年内政部制订公布《省市种痘传习所章程》，规定各省市“为训练种痘人员推行种痘并改良其方法计”设立种痘传习所。种痘传习所“须附设于省市卫生处局或公、私立医院”，“凡年在 20 岁以上 45 岁以下，品端身健，文理通顺者，不分性别，均可选送入学”。传习所不收学费，修习期满考试合格的学员由传习所授予及格证书，方能执行种痘业务。[233]

第一节　施种：从个人行为到专业机构

自明清以来，中国民间已逐渐接受了“天花接种”的避疫行为，到 19 世纪后半期，通过省内或是跨省痘师的行医网络，已经发展成为地区甚至全国的种痘市场[35]；但“除都市之外，乡村内地种痘之权，还是多数据在那些祖传的旧式种痘医生之手”[135]，后来随着种痘运动的逐渐推广，也仍然要特别邀请痘医或者去牛痘局才能接受牛痘接种。

1888 年（清光绪十四年），重庆江津县开始出现民间医疗机构乐善堂，协助官府施种牛痘；1928 年（民国十七年）卫生部《种痘条例》出台后，大足县、荣昌县训练种痘员推行春季种痘[98]。在重庆档案馆馆藏档案中，笔者发现有 1929 年 3 月“江巴璧合四县特组峡防团练局少年义勇队赴合川县城接种牛痘”的记录[234]，这标志着重庆地区行政主管部门开始介入种痘事务。1929 年内政部颁布《省市种痘传习所章程》（下简称《章程》），规定各省市设立种痘传习所，种痘传习所“须附设于省市卫生处局或公、私立医院”。《章程》颁布后，重庆市即于当年 2 月开始执行[235]，意味着专业医疗机构参与重庆地区的种痘事务。当时重庆市卫生局还未设立，“防止疫病，施种牛痘”等卫生行政事务仍由警察局兼管。重庆市各区警察所在每年春、秋两季都会开设种痘局，指派医员施种牛痘。到 1930 年，军民合作卫生委员会在国民革命军 21 军部建立，始有专门机构办理清洁运动和种痘防疫事宜；直至 1938 年重庆市卫生局成立，第二科防疫股才承担起了专管职责[98]。自此，重庆的天花防治接种工作从明清时期民间痘医的个人行为，逐步发展为由主管行政机构发起、专业卫生医疗机构执行的社会运动，笔者认为这是该地区天花灭绝的关键一步。

在第三章中，笔者通过梳理民国不同时期的种痘条令法规，分析了从 1928 年到 1944 年，牛痘接种机关及接种人员的扩充过程。种痘运动的社会化要求大量接种人员的参与，但如果没有专业医疗机构的组织，这些通过各种培训班训练起来的零散人员也很难真正集合起来开展工作，因此我们可以把重庆地区种痘运动的推进过程看作一个我国近代医疗机构从无到有、逐渐公立化并成为疫病防治主力军的过程，解读重庆市民医院的发展历程则为这一观察视角提供了注解。

19 世纪 40 年代以前，重庆民众主要依靠个体开业的中医和民间中草药医生诊治疾病。开埠后第二年，H・麦卡特尼医生（中文名马加里）和詹姆斯受美国美以美会国外布道团中华基督教会指派，在重庆临江门同另外一名英国传教士一起，创办了宽仁医院（今重庆医科大学附属第二医院），这是四川最早创办的西医教会医院；1896 年，英国伦敦布道会派传教士樊立德来重庆，在木牌坊（今渝中区民族路）创办私立仁济医院（今重庆市第五人民医院）；1902 年，在方济各玛利女修会的直接主持下，法国天主教会重庆教区总主教苏福隆在通远门金汤街（今渝中区山城巷）创办私立仁爱堂医院（今重庆市中医院）；加上 1906 年创办的一所德国医院，开埠后不到 10 年时间，重庆已有 4 所外国医院。[98],[103]这些医院标志着西医开始进入重庆，也打开了西医参与重庆地区疫病防治的局面。

教会医院及其他西医院的发展固然有利于公共卫生事业的发展，但其弊端也逐渐暴露出来。一是教会医院的宗旨是通过诊疗疾病的方式从而拯救灵魂，因此“传教”是其日常工作的重要环节。而教会医院的传教大部分是在病人入院候诊的时候进行的，修女们“尽力地在传教”，无论病人信与不信“都要照样地劝说一番”，这样的过程显然消耗了病家的精力和医生诊疗的时间。第二就是教会医院对中外人士和贫富阶级的差别待遇，“外籍医生对于中国病人——尤其是贫病往往使用着十二分的气焰”，“颜色的观念”和“势利的心理”都“非常地深”。加之其收费昂贵，贫弱阶层进入教会医院就诊的可能性也就很小了。再者教会医院的看护往往“由修道女充任”，她们的医护技能不如专业护士，自恃过高和保持端庄的品格使她们很难放下身段真正为病家服务；而专注修道的态度又占据了她们大量的日常时间，“每天到病人房间来两次已经是很好的了”[236]。

至1911年，中国红十字会重庆分会先后建立中医社7所；20年代，全市有20所医疗卫生机构[98]。1929年，应市长潘文华的倡议，重庆的8省公益会和本市商绅于秋季筹建中山平民医院，选址城区中山祠（今市中区金汤街）。1933年医院建成后，定名为重庆市市民医院，设病床10张，有医务人员20名，市政府每月补助经费400元，1934年1月8日正式开诊。[98]

1938年，随着国民政府定都重庆，大量人口内迁，医院需求激增，内政部卫生署与重庆市政府商定中央医院协助改组市民医院。内容包括：（1）医院内部分为医务部、护士部及总务科部，医务部分内科、外科、眼科、妇产科、耳鼻喉科、皮肤科、X光室及化验室等；（2）扩充门诊，设置病床150张；（3）市政府每月补助经费2 500元作为办公费及器械购置费，卫生署补助经费2 500元用作聘请医务技术人员费用；募捐2 000元筹设免费病床；杂费2 000元则由市内各机关捐助。[237]该改组方案从经费发放和病床配备上实际上已经开始显现市民医院的公立性质。

1939年1月，改组后的重庆市市民医院由重庆市卫生局接管，成为本市第一所市立医院；20世纪40年代分别在江北唐家沱、南岸弹子石开设了第一分院和第二分院。虽然市政府经费投入逐年增加（见表6—1[238]），但诊疗业务的不断扩张仍为医院带来了巨大的财政压力。根据《重庆市市民医院民国三十五—六年业务报告》，抗战期间为应对急剧扩张的市民求诊需求，市民医院扩建院舍，并与国内医疗技术领先的国立上海医学院合作。当年（1946年）该院接诊人数全市最高，而收费标准为全市最低，挂号费仅为私立医院的三分之一。

本院每日有280名门诊病人，最高纪录是647人，全年（1946年）总数是91 550人。每日有急症9次，外科有5次，为全市之冠。门诊免费在一年半中，共有20 363次，平均每次免费金额为1 433.64元。本年9月内药费免费每次为8 000元。门诊免费总次数为总号次数的22.1%（五分之一），去年为14%。……本院收费标准，虽几经调整，但仍为重庆市取费最低之医院。自35年（1946年）1月起，先后曾调整5次，普通挂号费由40元而100元，200元而400元而 600 元，最近加至 800 元，为私立医院挂号费之三分之一。[239]

表 6—1　　重庆市政府对市民医院财政投入一览表

年份	1939	1940	1941	1946
经费（元）/月	2 500	5 000	7 000	1 100 万

抗战期间，为应对日军日复一日的轰炸所造成的巨大平民伤亡，重庆组建了一批战时救助医院。平民医院就是在这样的背景下，由重庆市卫生局与中国红十字会总会重庆分会联合于 1944 年（民国卅三年）夏季成立的，“专为免费收治路倒病人”，院址在临江门平民村。抗战结束后，按合同规定平民医院应退还院屋。加之南岸三公里半的南岸重伤医院原为应对抗战时期诊治伤病员需要，地址偏僻，设备简陋，战后已失去重要性。因此市卫生局决定合并第一平民医院（南岸）与平民医院（临江门）为第二市民医院，除诊治病患等日常工作外，工作要点包括“体检、保健工作”及“防疫救护”。[238] 1944 年 4 月，重庆市卫生局向市属各单位发放的一份种痘通知中，罗列了市民医院及平民医院在内的 4 区① 25 所医务机关，均免费向市民提供接种服务。[240]

1949 年春季，陪都公、私立医院联合会向市内各医院发出号召，“尽量协助办理接种工作”[241]。在梳理重庆市民医院的发展过程中，笔者认为，尽管西医在重庆的发展源自开埠后 4 所外国医院的开办，但预防接种这样惠及大众的现代西医技术的发展，仍然是以公立医院的普及为前提的。如果没有大量公立医院作为专业医疗机构组织实施牛痘接种工作，这一运动的全民推广，从技术层面而言，也就很难实现了。表 6—2[103] 显示了开埠以来到新中国成立初期重庆市主要医疗卫生机构统计情况，从中我们也可以看到自 1936 年开始公立医院的增长情况。

表 6—2　　重庆市城区主要医疗卫生机构统计表（1892—1949 年）

		1892	1910	1927	1936	1939	1944	1945	1947	1949
机构总数		1	5	20	19	40	54	37	33	85
医院	小计	1	4	11	19	19	21	20	18	30
	公立医院				3	10	12	12	8	20
	私立医院	1	4	11	16	9	9	8	10	10

① 四区为“市区”“南岸区”“江北区”和“疏建区”。

续前表

	1892	1910	1927	1936	1939	1944	1945	1947	1949
诊疗所、卫生所			1		13	13	14	13	39
医社		1	8						
流动医疗队					5	5			
灭鼠工程队					1	1	1		
卫生稽查队					1		1		
健康教育委员会					1	1	1		
中医审查委员会						1			
市清洁总队、区清洁分队						12			
卫生实验所								1	1
牙病防治所								1	1
其他卫生事业机构									14

第二节　受种：由点到面的全民参与

自明清时代起，中国民间的人痘接种技术已日趋成熟。南方大都市的士绅从17世纪开始接受人痘接种，也逐渐适应了防疫观念，因此牛痘接种从西方回传到中国时，士绅阶层则成为其推广基础。至20世纪20年代，中央卫生行政体系逐渐建成，一批接受西方先进医学教育的社会精英阶层，努力推进现代防疫观念、在民间推广牛痘接种，从而影响到商人、军政要人、教师、学生等掌握财政资源、军政资源及文化资源的社会精英群体。按罗杰斯的创新扩散理论，这些人后来成为牛痘推广技术的早期众多跟进者（early majority）。至于更广泛的人群在这批早期众多跟进者的影响下接受接种免疫思想，从而完成接种牛痘运动在全社会的推广，则是一个由点到面的过程。

如前所述，早期接种人痘的人群是鲁迅先生这样的乡绅人家，或者学校里的学生。如1938年春季，国立中央工业专科职业学校“员生140人应种牛痘”，邀请万县县立医院派医生1名、护士2名协助前往种痘[242]；重蜀联立高级中学致函重庆市警察局，请求派员至校点种牛痘（本期人数约400名）[243]。种痘逐渐发展到机关单位职工及其家属，如1941年重庆陪都委员会为员工购买天花疫苗“贵会注意员工福利，甚为钦佩……不谂贵会员工共有若干人，即希见示人数地点俾便于疫苗运到及核赠或临时派员前来代为注射”[244]；1944年重庆市自来水公司安排职工及眷属、儿童前往重庆市卫生局医疗机关接种牛痘[240]，及天府矿业股份有限公司安排矿厂各股员工及眷属到诊所接种牛痘等[245]。各单位在完成对内部员工接种之余，还将剩余痘苗分发给市民免费接种。如1940年5月私立求精中学派校医为市民免费接种："本校为推广卫生运动，运到大批牛痘苗，除普种本校学生外，兹定期于农历四月廿日（公历5月26日）整日在本校水口寺由校医送种一日，希转知附近居民、成人或小孩，有愿种者，届时前来为幸"[246]；1944年4月重庆市政府粮食管理室通知单位职工与家属儿童免费接种等[247]。机关单位的参与，毫无疑问地扩大了牛痘接种的范围，但仍然无法实现全民覆盖。

所以扩大施种对象的覆盖面，是牛痘接种实现社会化的关键。以1941年重庆市磁器口青年服务社诊疗所主办的牛痘播种运动为例。施种对象分团体播种、民众播种与旅客播种三种：团体为"学校、机关、工厂等公共团体"；民众为"居留本镇按保甲编制户籍有案者"；旅客为"暂时居留本镇者"。若团体有播种需求，诊疗所接到通知后排定时间选派医务人员上门施种；一般民众及旅客播种由诊疗所会同宪警设置播种地点协同办理，必要时则挨户实行强迫播种。[148]

新中国成立后，种痘运动的工作重心已经转移到力争覆盖所有社会民众。在1950年重庆市开展的秋季天花防疫接种工作中，这种指导思想已非常明确：[248]

1. 凡未接种过的婴儿、儿童、青年、老年都一律为接种的主要对象；

2. 曾经种过痘者（不分年龄）但在5年内没有复种或虽复种过，但没有产生有效反应者，仍为接种对象；

3. 无痘疤者，此种人可能用鼻吹的古老法子种过人痘，但仍须以之为对象；

4. 我们种痘的对象：要特别面向工农兵和贫苦劳动大众。

不仅是受种人群的扩大，种痘地区也扩散为集体施种与重点施种相结合。除按时按地地施行集体接种外，以下地区被列为工作重点地区：[248]

1. 5万人以上的城市；

2. 交通要道；

3. 曾流行天花的地区；

4. 乡人有定期赶集及聚会的场合；

5. 被土匪长期占领过的地区。

从现代防疫观点来看，人口数量达到一定规模的城市、交通要道和曾流行天花的地区都是疫病感染的高风险区；乡人赶集聚会的场合，人流量大，开展工作成效快；至于被土匪长期占领的地方，则是以往接种工作的死角，更须大力覆盖。

到1951年，西南军政委员会最终将“接种牛痘预防天花”这一防疫行为定性为“一种全面性的工作，必须发动群众，进行普遍的宣传教育，使群众自觉自动地接受种痘”[249]，从而从全民思想动员到社会运动形式，完成了牛痘接种的普及和推广。

第三节　困境与突围

在创新观念的推广过程中，受众的社会范畴属性、个人人格特质以及传播行为都可能影响最终效果。早在1723年就有英国皇家学会成员朱伦（James Jurin）经过调查发现，在英国接受人痘疫苗后出痘者，91个人中只有1个人死亡；[250]至于接种牛痘的功效，更是被医生们反复保证“预防科学在现在虽然很进步，但是论效果，总以种牛痘防天花的效果来得大，来得安全。只要我们肯为种痘，就可以永远不患天花”[198]。用现代眼光看来，牛痘接种是个极其简单的小手术；但在本案例中，尽管接种疫苗已经被事实证明是最为安全有效的天花避疫方式，但接种员的素质参差不齐、痘苗的数量有限、苗金昂贵等原因，仍阻碍了天花疫苗接种的普及。甚而民间还有使用过期疫苗或种痘时操作不当的情况，既增添了民众的痛苦，又影响了种痘的效果。围绕“痘医”“痘苗”和“痘效”所产生的种种问题，使得民众对这一方式产生了质疑，从而影响了牛痘接种工作的推广。

一、痘医

从英国船医皮尔逊在广州将牛痘接种技术传入中国，到国家卫生行政部门组织专业医疗机构参与牛痘接种，个体痘医在相当长一段时间里，垄断着牛痘接种市场。旧时医疗行业监管的缺失导致个体行医的不规范，在种痘这一问题上也屡见不鲜。比如痘医自身的知识缺乏：

曾有一位安徽某县的医生，来徐种痘，痘苗种完，路过坟地时见有一染天花而死的婴儿遗弃于地，他便异想天开地，把死孩身上痘疮脓浆取下，以作痘苗之用，因之，竟害死多人。由此看来，天花危险之大，旧法之不良，唯利是图的医生实害人匪浅呀！[138]

或是习惯接种人痘的痘医，因利益问题对新式牛痘产生抵触情绪：

旧式种痘被吹或被刮的儿童，都是全身发疹，寒热交攻，幸而未死的有多数也会变作麻子。如果这个麻子的家长去责问苗师，他必定说："我的苗力大，把儿童全身的毒都攻出来"。如果农民们反把欺骗自己的话深印脑海，成为一种牢不可破的传统观念；同时他对我们的新法种痘，既不会全身发疹，又不会大寒大热，这样他就怀疑你的痘苗力量不足，身体里面的毒素发泄不尽。[220]

再者，施行牛痘接种的痘医，本身素质也参差不齐。

在内地种痘，正式的医师和医院，很居少数，简直等于麟角凤毛……有某儒医施放洋苗，有某祖传小儿科兼种洋痘，还有军队中的医兵（担架兵）新法种痘，医院里中途退学的看护生引种牛痘，其他张三李四，真是说不胜说。前几年我曾亲眼看见一个剃发匠，买了一支牛痘苗，用他锋利而污秽的剃须刀，给他三个孩子种痘。[199]

即使是正规医疗机构的医生接种，也会因态度不好、操作不当等原因导致民众拒绝接种。

在过去……某一些担任防疫注射的人里，因为承担"义务"，往往对于被注射的市民，见其衣衫褴褛者，常以一种不耐烦的表情和粗暴的手术使得被注射者吃苦，或者注射针不注意消毒……故许多市民都不愿去注射。[173]

以上情况随着种痘运动的深入逐渐得以改善。痘师数量问题在内政部发布《省市种痘传习所章程》后逐步得以改善，新培养的痘师，除来自专业医生队伍外，还吸收了诸如教师、学员等具有较高文化修养的人，一定程度上规避了前期出现的素质问题。新中国成立后，各地的接种工作更是动员组织了群众力量广泛参与。如河北在牛痘接种工作中，“团结了 8 200 余名地方中西医”协同工作，同时“吸收了 21 200 余名村干部、妇女干部和群众积极分子参加”，这批群众在推广种痘中的作用非常显著：[251]

> 不仅解决了种痘的人力困难，而且在群众中发挥了很好的宣传效果。特别是各级妇联会的宣传说服工作，打破了阻碍种痘工作最厉害的许多封建迷信传说和妇女怕羞不种痘的难关。

至于接种人员的态度问题，新中国成立后的种痘工作就提出了特别要求：[252]

> 种痘员态度须以和蔼有同情心表示，切忌与人正面冲突。每为一家人种痘时，必须乘机将科学种痘之优点及种痘之大概意义，详为解说，使之明了。如有咨询事项，当详为解答。

二、痘苗

不管是人痘接种还是牛痘接种，稀缺的痘苗资源从物质上制约了种痘运动的大规模推广。1925 年，北京的中央防疫处开始自制牛痘苗，疫苗难求的问题才开始缓解，但痘苗供不应求的状况也时有发生。时任中央防疫处处长的金宝善（1893—1984 年）有如下的回忆文章：[253]

> 种痘所必需的牛痘苗，最初在上海公共租界工商部所设的小规模制造所制供，数量极少。1918 年，北洋军阀时代在北京设立的中央防疫处，为中国政府自制疫苗的首创机关，每年制供大数量的痘苗，以供全国各地种痘的需要。之后，1934 年在甘肃兰州成立生物制品制造所；又于 1937 年中央防疫处迁往昆明后继续制供痘苗，以供西北、西南边区各省地方种痘的使用。但都限于制供的数量不足和推行种痘不力，到全国解放为止，没有达到全国普遍种痘的最终目的。

由于痘苗短缺，早期接种中常出现因痘苗保存不当而影响接种效果的情况。

他们使用的方法，最普遍的有两种：第一种是当皮肤切开之后，在苗管里把痘苗吹一二滴在上面，剩下的再留储苗管里，待种别人时再照旧吹上一二滴；第二种是每次购买了几十条痘苗，同时吹到一个肮脏的铜瓶或铁瓶里面，藏着三月两月，慢慢地用。[135]

最近牛痘发明，旧法种痘才稀少一点，可是不能说是绝迹，说到所用的牛痘苗，大多是东洋货，因为取它价钱便宜，甚至有些因不明痘苗和种痘之理，竟将第一年存着的苗，到第二年还拿出来种。[199]

痘苗短缺为普遍接种带来不少障碍，其中之一为接种价格不菲。1930 年春季，四川省立第二女子师范学校发布点种牛痘的公告，称“凡愿种痘必须先向张佩侠先生处签名并缴纳银元 2 000 文”[144]；重庆城里“请医生种一个痘要一升米”[232]，普通人家是种不起的。

苗金不是一元，便是八角，一般贫穷人家，衣食尚且不保，哪里还有这一笔浩大的苗金给孩子种痘呢？因此无力种痘而死于天花的，一年不知道若干。[199]

痘苗成为稀有物品，有人便打起了借机发财的主意。1927 年重庆市江巴璧合四县特组峡防团练局“托成都郑馥记代购牛痘苗 100 管……痘苗去银 70 元，运费去银 1.5 元”，结果半路被土匪拦截[254]。为牟取利益，药房也有违法销售质量不合格痘苗的情况。1944 年重庆市卫生局查处了一起市内药房违规销售“未经呈准领证之牛痘苗”案件。经查市内胜利、中英、东方、济民等药房出售“十字牌”牛痘苗，陪都药房出售“虎牌冯氏昌达”老牌牛痘苗，均系质量不合格产品。“该项牛痘苗不但影响防疫事业，且危害民众健康”，卫生局不但没收销毁了所有痘苗，还对各药房作出了罚款 300 元、认购本市乡镇储蓄金 2 000 元的处罚决定。[255]

痘苗问题在旧中国制约了普遍种痘的推广，直到新中国成立后中央政府加大对卫生工作的重视，中央生物制品研究所的科研工作和生产工作取得重大突破，才从根本上解决了牛痘苗的供应问题，从而为天花灭绝扫清了物质障碍。[256]

该所制造工作近年来制产数目较前突飞猛增，在增加产量、提高质量、减低成本的号召下，在上年总结时，在产量上比较新中国成立前最高纪录，类毒素增加了3倍，抗毒素增加了1倍，牛痘苗增加了5倍。本年制产纪录比较上年度则更显著增高，1949年1至10月份，牛痘苗产量97 888公撮①，1950年1至10月份产量282 204公撮，产量净增188.29%。……研究工作有牛痘疱渣滓重新研磨，得获成功，此项痘疱渣滓向为废弃之品，经研究重磨后，36 580公撮废渣全部得以利用，结果增产牛痘苗6万打以上，净值小米15万斤。

三、痘效

由于痘医和痘苗的原因影响了接种效果，导致民间流传着关于接种的种种谣传[254]。这些谣传总结起来，大概有如下三类。一是关于接种时令和次数的，比如百姓习俗“种痘仅限于春天”，但其实秋季种痘比春季更合适；或者有人认为“一生种痘一次就够了”，但儿童未成年期应该接种三次。二是受种人群，比如“三岁以内的婴儿不能种，成人及老人不必种”。三是种痘是打记号，“男孩种了长大要当兵，女人种了长大嫁给解放军”；还有更离奇的，说接种对身体不好，比如“妇女种痘后不生育、缺乳”“男子种痘后会绝育”；或者“痘苗有毒，种了就死”。[257]

我们可以借用谣言传播公式R＝I×A（G. W. Allport & L. Postman，1947）[258]来分析牛痘接种事件中的谣言散播。公式中的R是rumor，谣传；I是important，重要；A是ambiguous，模糊。也就是谣言的杀伤力＝信息的重要度×信息的不透明程度。谣言极易在健康传播中产生，一是因为信息与每个人自身利益（身体健康）密切相关，二是个体很难判断信息的真假，也就是不透明程度高。还原到新中国成立初期，民众体质差、文化水平低的现状使得谣言容易散布，从而阻碍了牛痘接种的推广。以至于在1950年重庆市春季接种运动中，接种员跑上门送种，还有群众听信谣言“从后门逃跑的”。另外粗暴的工作态度等其他因素，也在不同时期制约着种痘工作的开展。

部分地区，……在进行注射时配备地方武装，设立关卡，强迫群众注射，竟使许多群众不敢赶集。……甚至造成群体集体“逃注射荒”的恶果。[251]

① 中华民国度量衡单位中毫升的别称。

第四节　防疫效果

由于民国时期生命统计工作的缺失，我们无法找到完整连贯的数据来逐年描绘重庆地区的牛痘接种情况。尽管国民政府历年推广种痘，但“迄今未能普遍实施”，防疫效果自不理想。档案记录显示，直到1946年2月，重庆市卫生局仍在发公函称“查近来本市发现天花逐渐流行”[259]。感染后天花的致死率也从侧面印证了种痘工作的不力：

之前有人调查过，在不种牛痘的人当中，每100个人就有95个人必要出天花；在出天花的人当中，每4个人就有1个人会死掉的。[260]

自1938年重庆市卫生局成立以来，响应内政部号召“每年春秋两季举行种痘运动”，种痘方式分“集团种痘”和“个别种痘”两种。前者为各机关、团体、学校通知卫生局派员携带疫苗器械前往施种；后者为市民前往市民医院及市立各诊疗所及公、私立医院施种，“举行挨户劝种，以术普遍”。[261]表6—3[262]、表6—4[263]分别为1936年合川县某医院和1939年嘉陵江三峡乡村建设实验区点种牛痘情况。

表6—3　　合川县救济院施医所1936年春季施种牛痘人数表

	初种		补种		合计	
	善感	不善感	善感	不善感	善感	不善感
男	2 630	92	862	67	2 376	82
女	1 820	46	694	32	1 684	45
合计	4 450	138	1 556	99	4 060	127

表6—4　　嘉陵江三峡乡村建设实验区1939年秋季点种牛痘人数表

	成人		儿童	
	男	女	男	女
北　碚	186	172	711	588
黄　桷	133	142	604	430
文　星	144	120	785	703
二　岩	85	43	144	101
澄　江	335	189	764	456

1940 年，行政院核定重庆市为全国种痘示范区。现有零散记录显示[264~265]，1940 年重庆市卫生局种痘人数 41 470 人；1943 年 1 至 6 月重庆市种痘人数共计 87 379 人；1945 年 7 至 12 月全市接种合计 11 987 人；1946 年 1 至 6 月接种 58 282 人。从 20 世纪 40 年代以前的成百上千的接种人数，发展到 20 世纪 40 年代中后期几万人的接种人数，证明尽管有如前所述的种种困境，种痘工作依然在持续推广、不断深入，并逐渐在城区发展成为免费、强制、逐一排查的社会运动。

牛痘接种率的逐年提升，可以从图 6—1 中看到直观的效果。此图由第二章重庆市历年人口总数（见表 2—1）与表 6—5[266~270]接种牛痘数目列于同一张散点图中，移动平均线趋近这些散点而得。

表 6—5　　　　重庆市接种牛痘统计表（1936—1951 年）

年份	1936①	1939	1941②	1946	1947	1950	1951
种痘人数	20 475	30 718	26 236	66 053	75 588	727 651	1 266 404

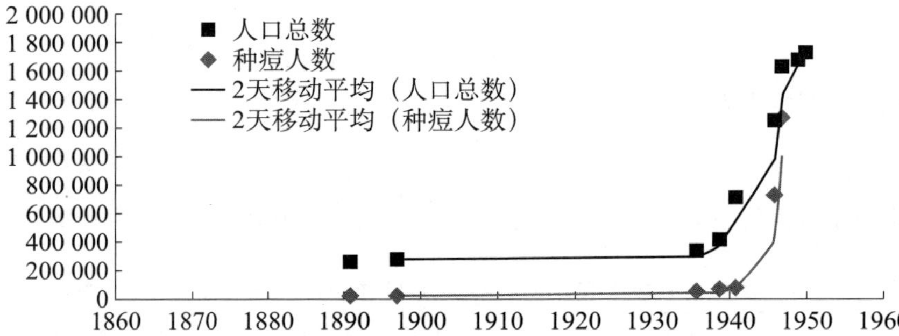

图 6—1　开埠以来重庆市人口总数与种痘人数比较图

从图 6—1 中可以看到，开埠以来直到 20 世纪 30 年代后期，重庆人口的增长很平缓，种痘人数亦然。1938 年，国民政府迁都重庆，自此重庆人口出现了明显增长；同年重庆市卫生局成立，卫生行政机关的参与加快了重庆的牛痘接种推广工作。到 1950 年，人口总数与种痘人数基本重合。得益于接种工作的普及，1951 年重庆地区的天花发病率下降到 1.23/10 万，翌年天花病在重庆宣告绝迹[98]，重庆成为新中国成立后全国最早消灭天花这一烈性传染病的城市之一。1953 年重庆市防疫站成立，仍实施常规接种，直至世界卫生组织（WHO）于 1980 年宣告全球消灭天花，卫生部才决定从 1982 年元月起不再对婴幼儿接种牛痘，重庆随即停止种痘工作。[102]

① 本统计年度始末月份为 1935 年 4 月—1936 年 3 月。

② 1941 年 6 月—10 月数据缺失。

第七章 结论与余论

第一节 重庆的天花灭绝实践

本研究以 1891 年重庆开埠为时间起点，描述了历经清末、民国及国民政府时期，直至 1952 年中华人民共和国成立初期天花这一烈性传染病在重庆市宣告灭绝的整个历史过程，时间跨度达一个甲子。对个体而言，一个甲子占据了生命的大部分甚至全部；对一座有着 3 000 多年历史的城市来说，这个甲子虽然短暂，却是有史以来社会形态更替最为剧烈、人员流动最为频繁、生活变化最为巨大的 60 年。重庆由一座宋朝以前地形险要的偏远蛮荒流放之地，发展成为中唐乃至近代西南地区的中心城市，在军事、政治、商贸与文化交流等方面发挥着越来越重要的作用，并率先开启了内陆城市的近代化历程。这些因素，从客观上增加了疫病防控的风险，从而为本课题的开展提供了复杂而有趣的社会背景。

梳理重庆市天花灭绝这一历史过程，笔者认为其中暗含一刚一柔两条线索。“刚”即硬性结构，包含卫生行政体系的建设、防疫法规的出台及以警察为代表的国家权威的参与，为天花灭绝提供了必要的物质保障；“柔”即软性态度，指国民教育的开展、社会运动的倡导及防疫观念的传播，是促进这一过程最终实现的精神基础。

一、疫病防控中的刚性结构

从 1905 年清政府第一次设立卫生科专管公共卫生，到 1928 年南京国民政府设立卫生部；从 1925 年我国第一个自办卫生机关北平市第一区卫生事务所成立，到解放前河北定县、江苏江宁及重庆嘉陵江三峡乡村建设等卫生实验区所进行的县乡一级卫生建设试点，卫生行政体系由中央至地方的推进，为近代中国社会的疫病防控搭建了刚性结构框架。

西南地区近代卫生事业的发展，晚于中央和京津沪广地区。直到 1927 年 11 月重庆商埠改为重庆市，才在市政厅公安处下设卫生专科；1938 年 11 月方成立市属卫生局。随着抗日战争暴发和南京国民政府内迁，大量党政机关、学校医院、文化团体及各路民众都涌入重庆，据市警察局民国三十四年调查报告，高峰时期第二区的人口密度达 936.22 人/公顷[100]22。拥挤不堪的人群和杂乱的住宿环境给这座城市的公共健康带来了巨大隐患和沉重负担，但同一时期中央政府的财政支持、外来先进的人才、医疗技术和行政监管模式又在客观上促进了重庆卫生事业的建设，并为其在新中国成立后的快速发展提供了可能。

鸦片战争之前，重庆民众主要依靠个体开业中医和民间中草药医生诊治疾病，开埠后短短 10 年时间，便有 4 所外国教会医院在渝兴建，开始了近代中西医长达半个世纪之久的权力之争。1911 年，中国红十字会重庆分会先后建立中医社 7 所；20 世纪 20 年代，全市有 20 所医疗卫生机构。1938 年为缓解大量内迁人口所产生的求医矛盾，内政部卫生署与重庆市政府联合改组市民医院为公立医院；抗战时期市民医院以其“接诊人数最高、收费标准最低”著称，随后第二市民医院及各区公所诊疗所的兴建，开启了医疗机构公立化的进程。至 1949 年，全市医疗机构总数达 85 家，在 30 家医院中公立医院占 20 家，诊疗所及卫生所数量则达到了 39 家。这些专业医疗机构的发展与壮大，为牛痘接种的全民普及奠定了组织基础。

与全国其他地区一样，近代重庆瘟疫暴发频繁、死亡率居高不下；其中天花是该地区暴发频次仅次于霍乱且社会危害大的烈性传染病。天花易防难治，牛痘法的发明及推广直至天花的灭绝，为后世其他传染病的防治积累了丰富的经验。牛痘接种法自 19 世纪初期由英国船医皮尔逊经广州传入内地，通过省内或是跨省痘师的行医网络，已逐渐拓展为地区甚至全国的种痘市场。1928 年（民国十七年）中央卫生部出台《种痘条例》将牛痘接种以法规的形式在全国范围推广；翌年内政部颁布《省市种痘传习所章程》，招收“年在 20 岁以上 45 岁以下品端身健于文理通顺者”为传习所种痘学员；在此基础上内政部于 1935 年（民国二十四年）颁布《普遍春季种痘办法》，进一步扩大了种痘人员的数量；1944 年（民国三十三年）修订后的《种痘条例》，将种痘期数由之前的每人两期变更为三期，通过免费普种、漏种处罚、保甲长协助调查等一系列行政规定将种痘运动确立为每年春秋两季的常规社会卫生运动。

1888年（清光绪十四年），重庆江津县出现乐善堂协助官府施种牛痘；1939年重庆出台的本土第一个种痘条例《各机关学校工厂团体种痘办法》，开始实施免费接种和针对集团的“派员上门”布种方式。后在逐年开展的种痘运动中，重庆市逐渐将牛痘播种扩大到了定散结合和拉网排查的形式，组织上由卫生局牵头、全市20家医疗机关配合；播种对象上分团体播种、民众播种与旅客播种三种分别对待；监管机制上自愿接种与保甲长强制排查相结合；并逐渐完善了播种记录，以发给播种证和统计全市播种记录上报的形式，为下一阶段工作的开展提供依据。所以我们可以将种痘条例的颁布与种痘运动的逐渐普及，视为天花灭绝的制度保障。

二、疫病防控中的柔性观念

杨敷海[①]在1932年的一次学术演讲中提到，国内卫生行政难以推广的原因，除了经费、人才、技术上的困难外，还有民众智识和社会环境问题。

> 民众智识之浅陋，习惯之深恶，为阻碍卫生行政进步之绝大原因。大多数人，几不知卫生之与己体有何关系，更不知与团体有何关系。……今则提倡清洁运动，鼓吹防疫工作。而一般人尚以为当局之喜出风头而好事也，间有感觉于清洁实与个人社会之幸福有关者。然而积习已深，灭之而又陷之。
>
> ……
>
> 自各地有相当卫生机关成立后，社会上之期望，又往往有过火之状况。以为卫生局一成立，城市即可一变而成洁净庄严之大观。乃有数月后，竟无佳象可示，于是交相责诟。……殊不知当局之欲创设而无经费，欲与办而无人才。[271]

杨敷海所提到的“民众智识”与“社会环境”，换言之就是观念问题。卫生行政体系在民国时期的建立对于中国民众而言是一个创新观念（innovations），以牛痘接种为代表的西方现代防疫思想同样如此；本书认为，牛痘接种观念的传播是促成天

---

① 杨敷海（1896—1972年），中国第一代微生物学家。

花灭绝的柔性线索。

有学者认为，16 世纪中叶随着人痘法接种技术的逐渐成熟，“消灾避疫”的免疫学思想便已经在中国民间推广开来；因此 1796 年英国医生琴纳发明的牛痘法在 19 世纪回传至中国，不过只是疫苗形式的改变而已，民众在接受这一观念上并无障碍。但是对此笔者另有看法。事实上，明清时期人痘法的推广仅限于达官士绅等社会权贵阶层，即便在这一群体内也只是小范围传播；普通民众接触这一避疫手段尚且困难，更不要说接受了。加之当时种痘风险性高、经济负担重，也不是普通老百姓可以承受的；这点可以从天花的暴发频率和死亡人数上得到佐证。所以牛痘接种技术在近代中国的传播对于广大的中国民众而言，仍是一个全新的观念。借用西方传播学者罗杰斯的观念，一个创新观念在扩散过程中会受到相对利益、相容性、复杂性、可实验性和可观察性几个因素的影响。

一是相对利益。不同于其他创新内容，健康信息与受众的相对联系是最紧密的，祈求生命安康是每个人的本能，因此牛痘接种对受众的相对利益非常高；二是相容性，指新事物与过去价值及经验一致与否的程度。尽管人痘法并未在中国实现普种，但在百姓中具备一定的知晓率。而牛痘法接种，显然也符合旧时人痘法接种的价值与经验。

以上两点有益于牛痘接种在近代中国的推广，而不利的因素则是复杂性、可实验性和可观察性。创新扩散理论认为，民众对一个新事物或新观念是否接受，与其难易程度相关：越简单的东西越容易被接受，越难的东西则越不容易被接受。新中国成立以前，中国民众的文化水平低下，识字率尚且只有两成，懂得科学知识的，则少之又少。接种疫苗的避疫原理与百姓传统的“拜痘神”“求菩萨”思想相去甚远，民间因为痘医、痘苗等原因造成的接种效果不好又形成了一些谣传，因此可实验性和可观察性都大打折扣。以上情况加大了牛痘接种观念在民间普及的难度，即便如此还是有不同传播途径被应用到这一传播活动中来。在第四章和第五章中，笔者描述了学校教育和社会运动在观念传播中所起到的作用，并分析了种痘书籍、报纸副刊、插图海报及人际途径等天花防疫思想的传播形式。尽管我们现在已无法监控这些柔性传播手段的单一效果，但就天花最终灭绝这一既定事实而言，以上传播手段所打下的观念基础无疑起到了一定的作用。回顾罗杰斯的创新扩散理论，牛痘接种的信息传播过程，我们可以用图 7—1 来表示。在这一天花避疫的创新观念中，琴纳、多林文等西方医生是“创新者”，早期采用牛痘法在民间接种的痘师是“早期采用者”，军政要人、商人士绅及知识阶层是“早期跟进者”，通过各种传播途径接受种痘思想的普通民众可称为“晚期跟进者”，受谣言信息影响或一小部分思想冥顽的民众，则可称之为“落后者”。

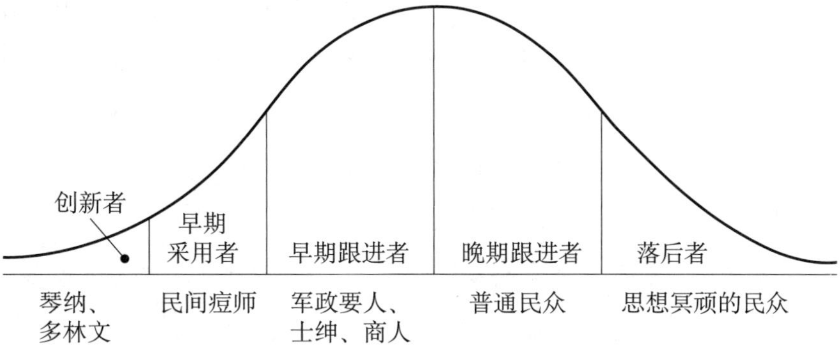

图 7—1　创新扩散视野下的牛痘接种信息传播

重庆地区天花灭绝的整个过程，实际是一“刚”一“柔”两条线索共同作用的结果。刚性结构的建设，为这一过程提供了组织和制度保障。缺乏组织和制度的保障，百姓即使接受了接种的创新观念也无法真正实现天花灭绝；从某种意义而言，刚性的结构防控也促进了创新观念的传播；反之，观念普及则为结构性防控打下了思想及群众基础，反作用于刚性结构促使其发展和完善。一“刚”一“柔”两条线索的共同作用，为天花灭绝这一事件提供了制度、组织和思想的保障，并最终导致民众行为的改变。从传播学的研究角度出发，天花灭绝中所采用的传播途径和技巧为当下的疫苗接种提供了很好的范本；但如果加入社会及阶级因素的考量，我们则可以在本案例中寻找到更多有趣的发现。

第二节　国共政府卫生工作之差异

从开埠到天花宣告灭绝，重庆经历了清末、民初、军阀割据、国民党统治及共产党执政五个历史时期，但若从卫生行政体系的建成算起，则绝大部分普及性质的种痘运动是在国统时期和新中国成立后完成的。结合民国时期医界精英的“卫生救国”思想及蒋介石倡导的持续了 15 年之久的新生活运动，笔者认为，当时的社会精英阶层和当权者对公共卫生状况不可谓不关心，对卫生行政体系建设不可谓不尽力，对现代卫生观念的推广不可谓不努力，但重庆反而是在国民党离开之后，从战时首都回到西南普通一城的地位之际，于新中国成立初期消灭了天花。这一结果促使我们从国统期及新中国成立初期各自防疫工作的指导思想上去探寻原因。

1949年国民党撤离大陆，留给共产党一个千疮百孔、百废待兴的烂摊子。所以新中国成立初期，“恢复生产”成为人民政府的工作主线：“城市各界代表会议，一般都以当前生产上的重要问题为议题”[272]。1950年春节前夕，各省市开始出现了疫病流行的情况。2月10日，中央人民政府卫生部部长李德全和军委卫生部部长贺诚联合发出了《开展军民春季防疫工作的指示》，动员各级人民政府、各部队以及各地人民团体“负起责任，发动军民”，努力扑灭和阻止疫病的流行。

> 现在春耕就要开始，这些疫病的流行，不仅极大地危害人民生命，并且直接影响到生产，如果不立即警惕，是会造成更严重的损失的。……各疫区及邻近的县以上政府负责同志，应亲自领导，组织包括各方代表人员参加的防疫委员会。动员各种必须与可能参加的人力物力，向疫病做斗争。[273]

在中央的号召下，西南区卫生部联合重庆市卫生局于当年3月15日在全市展开春季种痘运动。市卫生局动员全市各公、私立医疗机构及开业医师，按地区、人口分编为18个种痘区、共137个种痘小组（不包括流动组），在全市推广免费种痘。

> 这种有组织性的防疫运动，在新解放的西南区尚属首次出现，确实可以做西南区其他市县的借镜。[274]

截至3月底，这次全市范围的种痘运动已实现接种10万人[275]，原计划4月底20万人的接种目标，实际在四月上旬以接种27万人完成[232]。

全国其他地区也展开了声势浩大的春季接种工作。如河北省，截至1950年6月底，全省127县、10镇、4市的种痘人数已达8 153 235人；该省当年上半年天花发病人数较去年下半年减少了七分之六；天花患者的死亡率也比上年降低。[251]

8月7日至19日，为总结1950年上半年的防疫工作，第一届全国卫生会议在北京召开。会议分析了旧中国的卫生情况，认为“人口多、疾病多、医药少”是其主要特征，“广大的工农劳动人民几乎长期与卫生医药事业隔绝，造成疫病丛生，死亡率惊人”；对此卫生部时任部长贺诚在8月19日的工作总结报告中提出了“面向工农兵”“预防为主”及“团结中西医”为新中国卫生工作服务的三大原则。[276]

不难看出，新中国卫生工作的三大原则是针对旧中国卫生工作存在的问题而提出的，是当时的领导人有的放矢的治国策略。“预防为主”的防疫思想，早在重庆卫生局局长李之郁 1947 年的工作报告中就曾有提及：“预防胜于治疗，为近代医学界之定论”[134]，只是迫于执政能力的局限，国民党未能将这一指导思想真正落到实处。贺诚提出：

> 过去的预防医学是有名无实的，而今天的人民政府则是有着充分的信心与决心来把人民的卫生事业逐步办好。[277]

因此笔者认为，贺诚报告中提出的“面向工农兵”及“团结中西医”两大指导思想，才是真正区别于国民政府迥异的卫生工作风格，并最终成为重庆乃至全国天花防疫取得胜利的关键。

一、“改造民众”vs“面向工农兵”

如前所述，卫生行政的建立与建设为疫病防控提供了制度、组织和物质保障。中国近代卫生行政体系承载了当时医界精英的救国梦想，但这一体系建成伊始，便因中央政府的不重视而遭受重创。

> 从医学专业的观点来看，（1928 年）卫生部的建立……确是一明显的进步。但是人们很快就看清楚了这或多或少是一种敷衍塞责的步骤，部长职位给予了一名军阀，以作为感谢他对国民党支持的“礼物”。……党的领导者对新机构并不感兴趣，也没有明显地参与其活动。[278]

国内医疗人才的缺乏和医界人士之间的派系争斗也是卫生行政建设必须面对的实际困难。

> 国内医学，寥若晨星，……以如许少数医事卫生人才，实不足分配。……（而）今日国内医学界派别繁多，如所谓英美派、德日派及法国派等。[124]

诚如杨敷海所言，经费、专业人才、民众、社会环境，都是国民政府时期卫生行政建设举步维艰的原因。但他忽略了更深层的原因，就是阶层体制的一“上”一“下”。

所谓“上”，即上层设计，也就是领导者的执政理念。蒋介石发动的新生活运动，也有改良社会、增强国力的初衷，但他的出发点不在“民”，而在“权”；所以这一场用威权政治干涉民众吃穿住行的社会运动，在遭遇“民众”与“国家”、“道德”与“规训”、“封建”与“现代”之间的种种尴尬后，不得不草草收场。而这一社会运动所呈现的“自上而下的威权政治”与“自下而上的民主政治”之间的差异，则暴露了国民政府卫生行政体系乃至其治国方略的致命缺陷：缺乏“下”层的群众基础。其实蒋介石也意识到了群众基础在卫生工作中的重要性，如“卫生运动要民众化”的表述，也写进了1929年中国国民党中央执行委员会宣传部编发的卫生宣传标语中。[279]只是国民政府将“团结”“民族独立”“救国”“解放”等诸多内涵赋予卫生，却忽略了卫生的近代话语从根本而言，还是保护国民身体，提高社会生产力。

我们回到牛痘接种这一案例来讨论新中国成立后共产党如何在卫生工作中贯彻“下”的执政理念。既然明末清初中国的“人痘接种术”已趋成熟并为达官士绅们所接受，那么这一阶层感染天花的可能性就相对较低。换言之，每次疫情暴发时，感染天花乃至暴亡的大多数还是社会底层的劳苦大众。所以我们之前讨论的种痘书籍也好、医学期刊也罢，虽然有其效用，但作用到普通民众的可能性则微乎其微。传播途径与传播对象缺乏交集，传播效果自然受限。再者，民生艰难，芸芸众生唯求苟活，遑论主动避疫？

> 人民卫生之讲求与个人之经济状况有密切之关系。生计较裕之人，衣食住三者亦必较胜，而卫生上需要条件，易于就办；生计窘迫之人，朝夕劳劳惟口腹是求，遑计其起居与饮食之适合否耶？……食且不饱，衣且不暖，居无完屋者，又比比皆是。于其个人方面谋，实非易举；卫生之道，复何顾及？[271]

因此人民政府卫生工作中“面向工农兵”的指导思想，指出“工农是生产建设的基本力量，为数最大……兵是武装了的工农，是国防建设的基本力量，没有兵，生产建设与和平生活就无从获得保障”[280]。这一论断既是为民众身心计，也有其卫国促生产的内在逻辑。而天花在重庆灭绝的事实也说明，只有从民众的疾苦出发，坚持由“下”至“上”的治国理念，才能找出符合国情的防疫方法并取得最终胜利。

二、“废止中医案”vs“团结中西医”

1929 年 2 月，南京政府召开了第一届中央卫生委员会，会议“为讨论全国卫生设施起见”“延聘国内富有医药及卫生常识经验之专家”“就重要事实方面，确定计划，以期见请实施”，可见其重要性。与会者包括褚民谊①、颜福庆②、伍连德③等医界名流共 14 人，唯独没有一位中医人士，从中我们分明读出了政府卫生部对中医的鄙薄和轻慢。余云岫④在会议上宣读了他起草的《废止旧医以扫除医事卫生障碍案》，合并其他三个提案并经过讨论，会议通过了《规定旧医登记案原则》。主要内容如下：

> 甲：旧医登记限至民国十九年底为止。乙：禁止旧医学校。丙：其余如取缔新闻杂志等非科学医之宣传品及登报介绍旧医等事由，卫生部尽力相机进行。

这就是近代史上著名的“废止中医案”。关于“废止中医案”的经过和反思，学界已有诸多讨论，这一事件开启了民国时期甚嚣尘上的“新旧医之争”[281]，或客观上促进了中医近代化过程[282]。但笔者认为余云岫等一批当时崇尚西医的社会精英之所以提出“废止中医”的主张，其实和国民政府的执政理念是一脉相承的。

余云岫年轻时赴日学医，以勤奋好学著称，不仅擅长西医，也精通中医之道，称得上是“兼通中西”。日本明治维新以后受废止汉医、近代医学得到全面发展的刺激，他发出“长习新医，服膺名理”的感叹，立志振兴中华医学，回国实施医学革命。当时著名的中医都佩服他的学问，西医界更是公认他为“第一个中医通”[283]。1917 年余云岫写就《灵素商兑》，奠定了其批评和否定中医的理论基础。但事实上余氏主张废止中医，出发点并不在于否定中医本身，而在于力图仿效日本，健民强国。但他受西医教育影响太深，忽略了中国的国情与本土现实，最终落入民族虚无主义和全盘西化的怪圈。

审视国民政府的执政理念，我们同样可以找到很多西化与脱离国情的地方；而

---

① 褚民谊（1884—1946 年），时任中央常务委员。

② 颜福庆（1882—1970 年），时任上海中央大学医学院院长。

③ 伍连德（1879—1960 年），时任哈尔滨东北防疫处处长。

④ 余云岫（1879—1954 年），时任中国医药联合会上海分会主席。

其选用卫生行政主管领导的出发点，仍然是其政治需要而不是人民利益。

蒋介石政权20年间，为了政治上的需要，中央卫生行政机关改变了七次之多，……中央卫生政权随着蒋介石的拨弄政治忽而直属行政院，忽而改隶内政部，忽而扩大，忽而缩小。但在人事方面，蒋介石政权始终抓着亲美派西医不放，作为亲美政策的构成部分。[253]

一方面中央政府“亲美派西医”的立场，使得民国时期中医的发展陷入困境；另一方面中医自身的特点也日渐在近代社会防疫行为中呈现出劣势。在“废止中医案”中，瘟疫暴发时缺乏群体应对的系统整合能力成为余氏批评中医体系的核心论点。现代医疗制度的重要特征之一就是国家介入地方组织进行统一规划，传统中医“坐堂”应诊的方式处于个体分散状态，对短时暴发、快速流行的瘟疫的确无法做出有效的应对反应。现代社会的“防疫”是一种范围广泛的空间协调行为，中医很难实施有效全面的隔离策略，也无法阻止瘟疫的蔓延。即使清末江南地方的医疗资源已经重组，但因缺乏近代医疗系统所具有的规训与强制色彩，仍不具备“近代性”特征。面对疫病流行，现代医疗制度会以一种社会动员的方式，采取强制性的措施；到民国年间，在瘟疫扩散时中医所采取的个体治疗行为，就已经无法适应整个国家建设对防疫系统的要求。民国初年曾经有人统计，当时全国中医的人数有80多万，西医只有1 000多人左右。[284]中医在全国医疗系统中所占比例庞大，任何医疗活动如果完全脱离了中医，以西医的力量根本无法开展。再者80多万名中医大多分布于农村；而1 000多名西医几乎都集中在城市。中国自古便是乡土社会，农村的人情关系对整个社会的交往形态影响深远。因为掌握“生杀大权”，村里的医生和族长、巫师等享有同样的权力和号召力；中医总被排斥在政府倡导的防疫行为之外，不仅造成了防疫人力的巨大缺口，也消解了植根传统文化的中医在民众就医求诊中的影响力。如此解读新中国成立初期卫生工作中的“团结中西医”思想，我们方能理解其历史考量与现实需求。

中医在中国，历史久，在民间基础深，有实际的治疗经验；在与疾病做斗争中，是一个相当大的力量。这个力量需要保存，需要扶植。……中医必须学习科学的理论，使其经验得以整理。西医在中国的历史短，在民间的基础浅，虽有科学的力量与方法作为指导，但是与中国的经济情况、中国人民的生活习惯，尚有距离。西医必须研究中医的经验并且学习在广大农村中接近群众的作风。向中医学习，在西医说来，同样是提高，是丰富，而不是倒退。中西医合作是互助的，是长期的，而不是暂时的。[280]

一切卫生工作人员，均应参加政府的防疫工作。对于数量很多的中医，应训练他们学会种牛痘及当地必要的防疫知识，动员他们参加防疫工作。军队的卫生工作人员，除做好部队的防疫工作外，还应就地参加政府领导下的人民防疫工作。特别在偏僻地区，军队卫生工作人员更需抽出一部分人力在当地群众中进行防疫工作。私人开业医药人员亦应动员参加防疫工作。[273]

在“团结中西医”的精神指导下，重庆市于1950年下半年成立了“重庆市医务工作者协会”，在春季种痘运动中成立了种痘委员会，各卫生所、公、私立医院、疗养院、诊疗所及卫生机关的医务人员被调动起来，投入到全市种痘运动中（见表7—1[232]）。重庆市自1938年卫生局成立伊始开始的大规模社会种痘运动，至1950年终于在人民政府组织下实现了从参与人群（施种者）到覆盖人群（受众者）的全民化。

很多私人医院、诊疗所自愿停下自己的工作，参加免费种痘运动，沙磁区重大医学院有50个学生参加了种痘。[275]

第十八区第二卫生所以及当地中西医，除中医陈巨丰拒绝参加外，其余绝大多数医生全体动员，热情很高，自动花钱印发宣传品标语……同时开业的中西医大部分踊跃参加，这在国民党时代是做梦也想不到的。[232]

表7—1　　1950年重庆市人民政府卫生局春季种痘参加工作人数统计①

总计	开业医师					公立医院		解放军医务人员		教授与学生	其他
共计	中医	西医	助产士	护士	药生	医师	护士	医师	护士		
855	110	267	26	106	1	24	85	9	44	159	24

① 各工厂、学校的医务所，负责各该厂、校接种的工作人员未列入，因各区种痘队未报来。（原文注）

第三节　疫病防治、健康传播与社会

一、结构防控：社会控制与组织制度

身体、疾病的问题，是现代社会个人、社群与政府必须面对的切身与管理问题。在最高的层次，社群与政府处理疾病的策略与方式，可以反映社会或国家治理的主流理念。在中间的层次，即使是专业医生和艰涩的医典也无法垄断对身体和疾病的想象与解释。病人或其家属处在医疗关系的最底层，但他们也都各有一套自己的身体观、疾病观、疗疾习惯、死亡观等；宗教人员也可能另有一套。疾病诊疗与防治不是一种单向行为，而是互动的过程。在这个过程中，纯粹医学技术的施展只是一部分；社会结构、权力框架、阶级基础，乃至信息传播的模式，都会参与其中。因此与其说是医生在治病人得的病，不如说是医生代表他身后庞大的社会系统在与由单独的病人形成合力的病患人群打交道。这是一个有机的系统，医生和病人都并非单纯归顺于这个系统，而是在互动过程中彼此角力，从而呈现权力关系的动态变化。

天花作为一种烈性传染病在人类历史上留下了很深的痕迹。在中国，痘疹在南方的流行和引起的死亡，远不如北方；而北方最主要的受害者是1644年入关的满洲人。满族人与蒙古族人在人烟稀少的本土极少感染天花，因此从生理上并未适应天花病毒；加之天花病毒在低温环境中特别活跃，北京地区冬天寒冷的气候及稠密的人口也为病毒的传播创造了有利条件。军事上获得胜利的满洲人，入关后遭受的第一个重创即是天花，毫无抵抗力的满人进入痘疹猖獗的北京，极易感染病毒而死。顺治皇帝可谓最著名的例子。满人对天花的恐惧甚至左右了清朝的军事及政治决策，顺治的三子玄烨之所以得以在众多皇子中继任，其重要考虑之一就是他已出痘，有较大的机会长期统治。清初住在北京的礼部尚书王崇简（1602—1678年）自撰年谱，他从16岁（1617年）娶妻到后来纳妾6人，先后共生儿女17名。第一个女儿生于1618年，最小的生于1669年。在这17名子女中，只有11名长大成人，6名在10岁之内因病夭折，其中4人均在2岁之内死于痘疹。假设王崇简的子女在年幼时都出过痘，那么17人中有4人死于此症，死亡率几乎是1/4。[35] 上至达官贵人，下至普通民众，人们在天花面前都束手无策，中国传统的诊疗系统在疫病面前经受

着巨大的考验。

自清末以来，防疫系统是否完善逐渐演变为中西医冲突的焦点，呈现出中国社会生存和发展的内在需要与外来强力制约之间的矛盾。中国近代卫生行政体系建设缓慢，乡村防疫体系更是在民国建立以后很长时间才出现，而这个体系从出现到健全的程度实际上体现了中国作为现代民族国家的社会控制能力。中国近代以来的救灾赈济可以被描绘为一种由临时应对机制向常设机构转换的图景；加之时疫流行的周期性和效率性，其应对方式也是一个从临时性向常设性转换的过程。20世纪上半叶由于战争和社会分裂的缘故，国家对地方的控制能力极其有限；新中国成立后中国所采取的“全能主义”领导方式使其有能力整合地方资源，调动所有社会资源投入到疫病防治中，天花在新中国成立后的迅速灭绝便是明证。

中国在卫生行政体系的建设及疫病防治过程中所体现的社会控制性，与西方国家有相似之处，但更有其本土性。近代中国贫困而落后，卫生医疗条件差、物质供给不力都是不争的事实，但近代社会精英的改良主张在疫病防治中的失败，根本原因在其阶级局限性。“排斥中医”的党同伐异削弱了自身战斗力，新生活运动将民众视为改造而不是依靠的对象则令其丧失了最广大的群众基础；“卫生”与“规训”无法产生合理的逻辑性，最终落得后世“笑谈”，草草收场。反观新中国成立后的防疫行为，人民政府以政治意识形态的合法性包装如“爱国卫生运动”并使之得以成功组织，“保生产促防疫”的思想，实际上是将广大人民的切身利益与国家策略联系起来；“卫生”不再是高高在上的权力幻景，而是与改变个人体质、创造美好生活、增强国力等政治诉求紧密关联，实现了国家利益与个人利益的统一。我国公共卫生学家、近代卫生防疫事业的奠基者之一金宝善先生，新中国成立前后在国共政府均曾担任公共卫生行政要职，他以自己的亲身经历在晚年的回忆文章中写下的感慨，勾连出卫生行政与政府社会控制的紧密联系：“唯有在一统一而强有力政府之下，（卫生）行政方能进步”[253]。

在制度层面，新中国成立后逐渐公立化的医疗体制整合了社会资源，以国家强制手段调控了经济权力不均造成的生命权力不均，近代医学精英们梦想的公医制度，在新中国成立后得以实现。

> 公医制度之要义，在于以政府力量办理一切医疗卫生事业，排除营利性之私人经营，而免费为全国人民服务。盖此种事业，由政府经营，可以根据合理

之标准为妥善之分配，及最有效率之利用。可以避免私人营业自由竞争，分配偏枯、不均及浪费之弊。且近代医学分科且精，一人之力，不易兼长，诊疗设备，亦日益复杂，尤非私人力量所易购备，故就现代医学本身发展程序言，亦已不适于私人经营方式。……抑有进者，在私人经营制度之下，富有者，虽轻微疾病，往往为过分之利用。在无力负担医药费者，虽患重度疾病，亦无从获得适当之医疗，于整个民族言，不啻为一种生命之浪费。[253]

新中国成立初每遇防疫的特殊时期，中医就被一些西医主持的巡回医疗队吸收，既发挥其以中药配合防疫的角色优势，又接受简单的西医注射技术，提高自身技能，从而实现了现代国家防疫系统对中医的整合，这显然与民国初年中央政府对中医的彻底排斥策略大有区别。20世纪50年代以后，依靠逐渐完善的三级保健系统（公社、大队和生产队），“赤脚医生”制度真正在基层层面实现了有效的防疫效果。这种登不了大雅之堂的基层行医模式在旧时就一直存在，它植根于中国国情，鲜活而有效。

英国伦敦会传教士麦高温称中国走方郎中为“聪明的流氓”。他们是对中国人生活中所有最阴暗的东西都了如指掌的人，还是一个极富幽默感而没有完全与他所处的人群及环境同流合污的人。他们的特殊本领只能在众多乡村集贸市场上得到充分展示。城里人的聪明敏锐会妨碍他们对病人察言观色式的阅历的发挥。[32]

由旧时的走方郎中到20世纪50年代的赤脚医生，现代卫生行政与民间亲情关系网络在中国乡村实现了完美结合。赤脚医生完全从本村、本乡中选拔出来，其训练内容中西医兼有，甚至形成不中不西、亦中亦西的模糊身份。中西医的身份壁垒在赤脚医生制度里终止，从而形成适合中国国情的、能够在乡情关系网络与公共医疗体制之间互动的新型医疗模式。

二、健康传播：观念更新与思想基础

虽然笔者在本研究中反复强调结构性防控在中国社会疫病防治中的重要性，但如果没有防疫思想的传播，这一行为同样无法开展。就天花防疫这一案例而言，大众传播、二级传播与人际传播的组合网络，将现代免疫思想进行创新扩散，进而导致民众态度和行为的改变。

20世纪70年代在美国提出的健康传播，作为一个传播学的分支，其社会基础与中国不同。美国学者康豪瑟提出的大众社会理论认为，一个正常的社会有三层结构，即政治精英、中层组织和民众，其中尤以中层组织的社会作用较为突出。他认为社会中层组织可以通过组织化和民主化实现对社会精英统治的控制；能够提供交往和讨论的平台，让民众感知到更为真切的现实；另外中层组织的多样性也能导致利益和认同感的多样化。[285]

健康传播中的创新扩散理论，认同意见领袖在二级传播中的重要作用，认为他们接触传播途径较广、包容性强、社会地位高、较具创新意识，并在人际交往网络中处于中心地位；事实上这里的“意见领袖”与康豪瑟所言的社会中层组织有较大的重合度，换言之，在成熟的西方社会，中产阶级因其经济、受教育程度和社会地位，在公共事务的意见场域中成为意见领袖的可能性较大。

在本研究中，我们也可以从牛痘接种信息的扩散中印证“二级传播模式”的有效性，并从中寻找到信息传播中的“意见领袖”。但需要注意的是，近代中国是一个半封建半殖民地社会，“民主”和“法制”的意识都没有真正建立，社会阶层划分远复杂于橄榄结构，“中产阶级”乃至“中层组织”都未出现。本研究中的意见领袖，社会资本各不相同，或拥有权力资本（官员）、或通过国家强权获取政治资本（军官）、或拥有技术资本（西医）、或占据知识资本（教员、学生）……这些社会资本并非整齐统一在一个阶层，而是分散在不同阶层中，资本的所有者甚至无法凭借一己之力实现信息的再扩散和对民众的影响；由于这些“意见领袖”的数量有限且各自的政治诉求不同，因而在现实语境中也难以形成合力，从而呈现出远远复杂于西方的传播样态。较之西方现代国家而言，中国近代社会一方面渴望通过自上而下的科层行政体制实现对民众的规训，一方面又在脱离民众基础的政治实践中苦苦挣扎。所以可以看到在天花避疫这一案例中，尽管新中国成立前的重庆在行政管理意识、技术手段、传播策略甚至民众观念上都已日渐完善，却仍因缺乏阶级基础而无法实现“避疫”这一终极目的。

新中国成立后中央政府通过“全能型”的集权管理，短时期内调配大量资源，最根本的是从思想意识出发调动了最基层民众的积极性，从而将牛痘接种工作真正开展成为一项全民社会运动，迅速消灭了天花。进入20世纪以来，当权者和医学改良人士苦苦纠缠了快半个世纪，试图以“卫生”和“清洁”建立的民众规训体系，在1950年以后被中央政府以共产党一贯“联系群众”的基层作风得以推广。在1950年浩浩荡荡的春季种痘防疫工作后，毛泽东在1951年9月9日起草中共中央给各中央局并转发至县委一级的指示，发动了新一轮更大规模的卫生防疫运动，并把此项工作上升到“一项重大政治任务”的高度：

> 中央认为各级党委对于卫生、防疫和一般医疗工作的缺乏注意是当下工作中的一项重大缺点，必须加以改正。今后必须把卫生、防疫和一般医疗工作看作一项重大的政治任务，极力发展这项工作。对卫生工作人员必须加以领导和帮助。对卫生工作必须及时加以检查。在经费方面，除中央预算所列者外，应尽其可能地在地方上筹措经费。……要将卫生工作和救灾防灾工作同等看待，而绝不应该轻视卫生工作。[272]

1952年，伴随抗美援朝战争中美国实施的细菌战，爱国卫生运动席卷全国。1952—1954年第一阶段的爱国卫生运动，主要是针对细菌战开展的消灭病媒虫兽运动；到第二阶段的1955—1959年，则针对还未消灭的烈性传染病展开了更为长久和深入的防疫运动。时至今日，“爱国卫生运动委员会”依然在卫生工作中发挥着作用。卫生不再是当权者自上而下的强令，而转化为一种普通民众自下而上的爱国行为，并伴随持续的宣传攻势。这样的话语变迁，也为本课题的后续研究提供了有趣的素材。

1958年7月1日，毛泽东读6月30日《人民日报》，听闻余江县消灭了血吸虫，“浮想联翩，夜不能寐。微风拂煦，旭日临窗。遥望南天，欣然命笔”，写下《七律二首·送瘟神》（见图7—2），发表在当年10月3日的《人民日报》上。[272]这两首七律有着毛泽东一贯挥斥方遒的恢宏气势，小小瘟虫自古时起困扰万户，多少悲欢；而今人民翻身“尽舜尧”，消灭瘟神“照天烧”。

笔者借这两首当年脍炙人口的七律，为本书画上句号：结构与观念是疫病防治的两重制约因素；任何健康传播行为都不可能脱离社会环境而单独开展，因而阶级基础与组织制度所构成的权力结构，或制约或促进健康传播行为的实施。从此意义而言，或许我们需要再审视西方传播学所强调的技术策略在中国社会语境下健康传播中的实际功效。

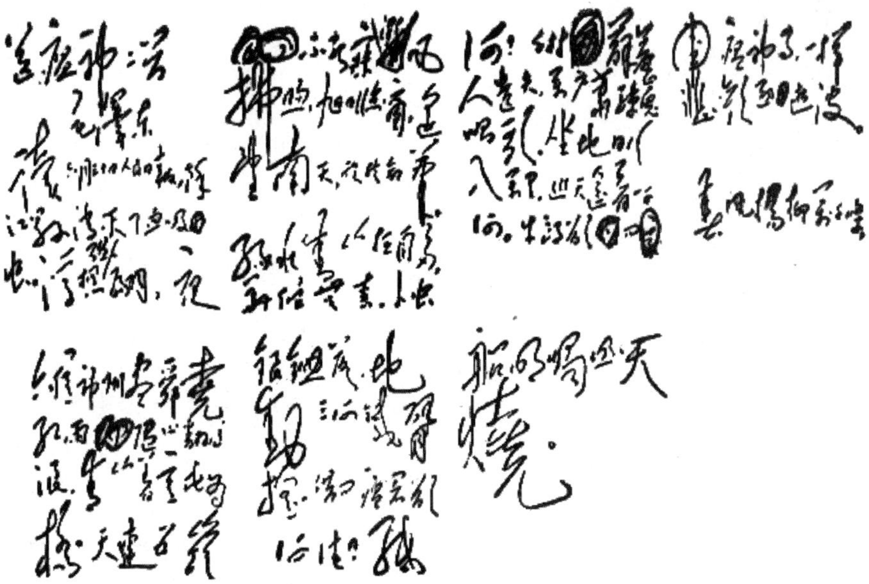

图 7—2　毛泽东《七律二首·送瘟神》手迹

第四节　研究局限

这是一个青年传播学者试图以中国近代历史事件检验西方经典理论的“妄为”之作，更是一个医学门外汉尝试剥离生物学意义而专注于社会与人的“试验”之作。在借鉴历史学、社会学等相关人文学科研究范式的基础上，它努力找寻自己的传播学根基，尊重中国近代社会独有的变迁逻辑。它的“新”在于以极小的切口深入一个本学科尚未被人关注却又意义重大的案例，有学科跨度和历史超越；于此也正显示出它的“弱”：范式不成熟、表述欠火候。材料局限所形成的捉襟见肘和跨学科研究要求的理论积淀让作者在写作过程中深感学无止境，历史研究如何与现实勾连也在不断敲打作者的神经。尽管如此，在反复修改中一个概念构思最终得以成文，不仅使得本阶段的研究暂告段落，也渐次为作者勾勒出下一阶段的研究思路。这是一个态度诚恳的练习之作，期待方家学者指正。

参考书目

[1] Folke Henschen, *The History and Geography of Disease*. 转引自林富士．中国中古时期的宗教与医疗．北京：中华书局，2012

[2]〔德〕古斯塔夫·斯威布．希腊神话和传说．楚图南译．合肥：安徽人民出版社，2013

[3]〔意〕薄伽丘．十日谈．方平，王科一译．上海：上海译文出版社，2004

[4]〔法〕阿尔贝·加缪．局外人/鼠疫．徐和瑾译．北京：人民文学出版社，2011

[5]〔葡〕若泽·萨拉马戈．失明症漫记．范维信译．海口：南海出版公司，2014

[6]〔哥伦比亚〕加西亚·马尔克斯．霍乱时期的爱情．杨玲译．海口：南海出版公司，2012

[7] 余新忠．中国疾病、医疗史探索的过去、现实与可能．历史研究，2003(4)

[8]〔美〕劳里·加勒特．逼近的瘟疫．杨岐鸣，杨宁译．北京：三联书店，2008

[9]〔美〕威廉·H·麦克尼尔．瘟疫与人．余新忠等译．北京：中国环境科学出版社，2010

[10]〔美〕阿瑟·克莱曼．疾痛的故事——苦难、治愈与人的境况．方筱丽译．上海：上海译文出版社，2010

[11] Kiple K. *The Cambridge World History of Human Disease*. Cambridge:

Cambridge University Press，1993

[12] Major R. *Classic Description of Disease*. Springfield：Charles C Thomas Publisher，1945

[13] Winslow C. *The Conquest of Epidemic Disease：A Chapter in the History of Ideas*. Princeton：Princeton University Press，1944

[14] Caplan A.，Engelhardt H，McCartney J，ed. *Concepts of Health and Disease*. Boston：Addison-Wesley Publishing Company，1981

[15] 陈邦贤．中国医学史．北京：团结出版社，2006

[16] 王吉民，伍连德．中国医史．上海：上海辞书出版社，2009

[17] 余新忠．清代江南的瘟疫与社会．北京：中国人民大学出版社，2003

[18] 陈胜崑．中国疾病史．台北：自然科学文化实用公司，1981

[19] 范行准．中国病史新义．北京：中医古籍出版社，1989

[20] 张大庆．中国近代疾病社会史．济南：山东教育出版社，2006

[21] 周兵．新文化史：历史学的“文化转向”．上海：复旦大学出版社，2012

[22] 〔美〕林·亨特编．新文化史．姜进译．上海：华东师范大学出版社，2011

[23] 杜正胜．作为社会史的医疗史——并介绍“疾病、医疗与文化”研讨小组的成果．新史学，1995，6（1）

[24] 杜正胜．医疗、社会与文化——另类医疗史的思考．新史学，1997（4）

[25] 陶希圣九秩荣庆祝寿论文集编辑委员会编．国史释论——陶希圣九秩荣庆祝寿论文集．台北：食货出版社，1987

[26] Angela Ki Che Leung. Organized Medicine in Ming-Qing China：State and Private Medical Institutions in the Lower Yangzi Region. *Late Imperial China*，1987，8（1）

[27] 李建民主编．从医疗史看中国史．北京：中华书局，2012

[28] 李尚仁主编．帝国与现代医学．北京：中华书局，2012

[29] 林富士主编．中国中古时期的宗教与医疗．北京：中华书局，2012

[30] 李贞德主编．性别、身体与医疗．北京：中华书局，2012

[31] 张剑光．三千年疫情．南昌：江西高校出版社，1998

[32] 杨念群．再造“病人”——中西医冲突下的空间政治．北京：中国人民大

学出版社，2006

[33] 余新忠主编．清以来的疾病、医疗和卫生——以社会文化史为视角的探索. 北京：三联书店，2009

[34] 杨祥银．殖民权力与医疗空间：香港东华三院中西医服务变迁（1894—1941 年）[博士学位论文]．香港：香港中文大学历史学系，2007

[35] 梁其姿．面对疾病：传统中国社会的医疗观念与组织．北京：中国人民大学出版社，2012

[36]〔美〕米歇尔·福柯．临床医学的诞生．刘北成译．南京：译林出版社，2011

[37] 朱立元，索良柱．“我们都是目光的猎物”：福柯与视觉文化批判．江苏社会科学，2009（4）

[38] Steve Bruce，Steven Yearley. *The Sage Dictionary of Sociology*. London：Sage，2006

[39] Jonathan Gabe，Mike Bury，Mary Ann Elston. *Key Concepts in Medical Sociology*. London：Sage，2004

[40] 卢景国．社会医学化的中国视野与研究进路．前沿，2013（4）

[41] Zola，I. K. Medicine as an institution of social control. *Sociological Review* 20，1972

[42] Illich，Ivan. *Medical Nemesis*. New York：Pantheon，1976

[43]〔美〕苏珊·桑塔格．疾病的隐喻．程巍译．上海：上海译文出版社，2003

[44] Hsiao-Tung Fei. *Peasant Life in China：A Field Study of Country Life in the Yangtze Valley*. Beijing：Foreign Language Teaching and Research Press. 2010

[45] 景军．穿越成年礼的中国医学人类学．广西民族大学学报：哲学社会科学版，2012，34（2）

[46]〔美〕凯博文．苦痛和疾病的社会根源．郭金华译．上海：三联书店，2008

[47] 吴飞．浮生取义：对华北某县自杀现象的文化解读．北京：中国人民大学出版社，2009

[48] 范春主编．公共卫生学．厦门：厦门大学出版社，2009

[49] 武斌．人类瘟疫的历史与文化．长春：吉林人民出版社，2003

[50] 梁其姿．医疗史与中国“现代性”问题．收录于余新忠，杜丽红主编．医疗、社会与文化读本．北京：北京大学出版社，2013

[51] 彭善民．公共卫生与上海都市文明（1898—1949）[博士学位论文]．上海：上海师范大学中国近现代史专业，2007

[52] 胡勇．传染病与近代上海社会（1910—1949）——以和平时期的鼠疫、霍乱和麻风病为例 [博士学位论文]．杭州：浙江大学人文学院，2005

[53] 柏家文．二十世纪三四十年代四川瘟疫研究 [硕士学位论文]．成都：四川大学历史文化学院，2006

[54] 钟丽．民国时期山东疫情传播与卫生防疫 [硕士学位论文]．济南：山东大学近现代史专业，2007

[55] 赵文青．民国时期广州城市环境卫生治理述论 [硕士学位论文]．广州：暨南大学历史学专业，2007

[56] 谷永清．中国近代防疫述论 [硕士学位论文]．济南：山东大学中国近现代史专业，2005

[57] 谭晓燕．民国时期的防疫政策 [硕士学位论文]．济南：山东大学中国近现代史专业，2006

[58] 胡宜．疾病、政治与国家建设 [博士学位论文]．上海：华中师范大学政治学理论专业，2007

[59] 甄雪燕．近百年中国传染病流行的主要社会因素研究 [博士学位论文]．武汉：华中科技大学社会医学与卫生事业管理专业，2011 年

[60] 何小莲．西医东渐与文化调适．上海：上海古籍出版社，2006

[61]〔美〕罗芙芸．卫生的现代性——中国通商口岸卫生与疾病的含义．向磊译．南京：江苏人民出版社，2007

[62] Kreps, G. L., Bonaguro, E. W. & Query, Jr., J. L., The history and development of the field of health communication, L. D. Jackson & B. K. Duffy (Eds.) *Health Communication Research: A Guide to Developments and Directions*, Westport, CT: Greenwood, 1998

[63] Rogers, Everett M, The Field of Health Communication Today. *American Behavioral Scientist*, 1994, 38 (2)

［64］张自力．健康传播研究的发展、现状与趋势．第六届亚太地区媒体与科技和社会发展研讨会论文集，2008（11）

［65］韩纲．传播学者的缺席：中国大陆健康传播研究十二年——一种历史视角. 新闻与传播研究，2004

［66］清华大学国际传播研究中心．传播学者不再缺失——2011 年度国内外健康传播研究现状分析．2011 年度中国健康传播大会优秀论文集．北京：清华大学，2011

［67］Burgoon，M. Strangers in a strange land：The Ph. D. in the land of the medical Doctor. *Language and Social Psychology*，1992（11）

［68］张自力．论健康传播兼及对中国健康传播的展望．新闻大学，2001

［69］Rogers，E. M. The Field of Heath Communication Today. *American Behavioral Scientist*，1994（2）

［70］Rogers，E. M. Up-to-Date Report. *Journal of Health Communication*，1996（1）

［71］胡晓云，李汉帆．突发公共卫生事件与健康信息传播．中国健康教育，2003（8）

［72］张自力．健康传播与社会：百年中国疫病防治话语的变迁．北京：北京大学医学出版社，2008

［73］〔美〕F. D. 沃林斯基．健康社会学．北京：社会科学文献出版社，1999

［74］潘荣华．中国近代报刊传播西医研究［博士学位论文］．合肥：安徽大学历史学专业，2010

［75］沈伟东．中医往事：1910—1949 民国中医期刊研究．北京：商务印书馆，2012

［76］任杰．健康传播在疫病防治中的重要性研究［博士学位论文］．合肥：中国科学技术大学传媒管理专业，2012

［77］Rogers，E. M. *Diffusion of innovations*（5th ed.）. New York：Free Press，2003

［78］秦美婷．台湾健康传播之研究：以《民生报》1985—2005 年肺结核、艾滋病、SARS、禽流感议题建构之内容分析为例．中国科学技术大学，2006

［79］王笛．新文化史、微观史和大众文化史——西方有关成果及其对中国史研

究的影响．近代史研究，2009（1）

［80］隗瀛涛，沈松平．重庆史话．北京：社会科学文献出版社，2011

［81］姚贤镐编．中国近代对外贸易史资料（1840—1895）．第3册．北京：中华书局，1962

［82］周勇等译编．近代重庆经济与社会发展．成都：四川大学出版社，1987

［83］〔英〕伯尔考维茨 Pelcovits，Nathan A. 中国通与英国外交部．北京：商务印书馆，1959

［84］聂宝璋．川江航行权是怎样丧失的．历史研究，1962（5）

［85］聂宝璋．中国近代航运史资料．第1辑·上．上海：上海人民出版社，1983

［86］黄月波等编．中外条约汇编．台北：文海出版社，1964

［87］重庆市勘测院编．重庆历史地图集．第一卷．北京：中国地图出版社，2013

［88］陆远权．重庆开埠与四川社会变迁（1891—1911）［博士学位论文］．上海：华东师范大学历史系，2003

［89］陈旭麓．近代中国社会的新陈代谢．上海：上海人民出版社，1992

［90］马克思，恩格斯．马克思恩格斯选集．第2卷．中共中央马克思恩格斯列宁斯大林著作编译局，编译．北京：人民出版社，1995

［91］周勇．重庆·一个内陆城市的崛起．重庆：重庆出版社，1989

［92］隗瀛涛主编．近代重庆城市史．成都：四川大学出版社，1991

［93］中国第二历史档案馆，中国海关总署办公厅．中国旧海关史料（1859—1948）．V. 66. 北京：京华出版社，2001

［94］夏明方．民国时期自然灾害与乡村社会．北京：中华书局，2000

［95］余新忠等．瘟疫下的社会拯救．北京：中国书店，2004

［96］国家地理（美国）．1942（9）

［97］行脚僧．重庆缤纷录补遗．关声，1936（12）

［98］李君仁主编，重庆市卫生志编委会办公室编．重庆市卫生志（1840—1985）．重庆：重庆出版社，1994

［99］隗瀛涛，周勇．重庆开埠史稿．重庆：重庆地方史资料组，1982

［100］重庆市档案馆、重庆师范大学编．中华民国战时首都档案文献．第三卷.

内部资料，2008

［101］中共重庆市委研究室主编．重庆市情．重庆：重庆出版社，2005

［102］重庆市卫生防疫站．重庆市卫生防疫站志（1953—1990）．内部资料，1993

［103］重庆市地方志编纂委员会总编辑室编．重庆市志．第11卷．重庆：重庆出版社，1999

［104］重庆市市中区卫生防疫站编．重庆市市中区卫生防疫志．内部资料，1989

［105］孟庆云．从即毒消灾到种痘免疫：一种痘术的发明及传播．南京中医药大学学报：社会科学版，2004（4）

［106］朱宪彝．天花与冉纳氏．大公报，1929－11－09（13）

［107］吴霁棠．预防天花与种痘．大公报，1931－04－16（10）

［108］种痘宣传大纲．广西健社医学周刊，1938（8）

［109］唐润明．抗战时期重庆的人口变迁及影响．重庆师院学报：哲学社会科学版，1998（3）

［110］张超林．重庆历史人口述略．重庆社会科学，2001（4）

［111］卢华语．蜀汉重庆人口考．西南师范大学学报：人文社会科学版，2001（11）

［112］薛新力．抗战时期重庆文化的发展演变及特点（上、下）．渝州大学学报：哲学社会科学版，1995（2）

［113］王康．沉潜磨洗六十年——凭吊中国抗战首都重庆．书屋，2002（6）

［114］欧阳刚，欧阳桦．近代教堂对重庆城市制高点的利用．四川建筑，2006

［115］谢璇，骆建云．基于抗战放空疏散的近代重庆城市发展．城市发展研究，2012（2）

［116］张瑾．二十世纪二三十年代“上海模式”对重庆的冲击．史学月刊，2000（3）

［117］向华娇．试析“大轰炸”中苦难重庆得以生存的原因．科技信息，2010

［118］方石珊．中国卫生行政沿革．中华医学杂志，1929（5）

［119］中国第二历史档案馆编．中华民国史档案资料汇编．第二辑．南京：江苏人民出版社，1981

［120］北京市政协文史资料委员会．杏坛忆旧．北京：北京出版社，2000

［121］怎样办医学周刊．大公报，1936－07－14（11）

［122］育英中学卫生讲演．中国为什么需要健康．大公报，1934－02－20（11）．

［123］遂初．卫生行政．大公报，1931－02－12（10）

［124］刘瑞恒．中国卫生行政．大公报，1932－11－16（8）

［125］张子明．以往卫生行政失败之症结．大公报，1934－12－11（11）

［126］新人．农村卫生建设问题．大公报，1935－05－07（11）

［127］侯子明．我国农村卫生成功之途径．大公报，1934－05－08（11），1934－05－15（11）．

［128］吴骥伯．非常时期的卫生工作．大公报，1936－02－04（8）

［129］李励．谈我国卫生事业．大公报，1935－05－07（11）

［130］江苏省立徐州民众教育馆．教育新路．江苏省立徐州民众教育馆，1932

［131］编者．本刊第二百期纪念感言．大公报，1933－07－18（11）

［132］郭京湖．抗战时期成都的防疫行政与地方实践．抗日战争研究，2011（2）

［133］梁鸿欧．解放前的南岸警察．南岸区文史资料．第2辑，1987

［134］李之郁．一年来之卫生行政．新重庆，1947（1）

［135］陈仰韩．应取缔旧式种痘的医生．医药评论，1931，56

［136］鲁迅．我的种痘．成都：四川辞书出版社，1992

［137］中华民国法规大全．第一册．北京：商务印书馆，2011

［138］菊圃．种痘传习所的前前后后．教育新路，1933（14）

［139］民国二十四年推行普遍春季种痘办法．医事汇刊，1935（2）

［140］国民政府主计处统计局编．中华民国统计提要．二四年辑，2002

［141］卫生部．卫生教育讲义．卫生部总务司第二科，2008

［142］徐正定．天花与牛痘．诊疗医报，1936（8）

［143］张崇德．乡村普遍种痘须知．公共卫生月刊，1937（9－10）

［144］重庆市档案馆藏．关于抄发种痘条例给重庆市政府的训令．附种痘条例．责任者：行政院．文件形成时间：19440320．全宗号：0053．目录号：0002．案卷号：01573．实际页号：2－4

［145］重庆市档案馆藏．关于点种牛痘的牌告．责任者：四川省立第二女子师

范学校．文件形成时间：19300318．全宗号：0130．目录号：0001．案卷号：00029．实际页号：480－482

［146］重庆市档案馆藏．关于免费施种牛痘并抄发各机关学校工厂团体种痘办法等的往来函．附办法．责任者美丰商业银行、重庆市卫生局．文件形成时间：19390525．全宗号：0296．目录号：0013．案卷号：00020．实际页号：135－141

［147］重庆市档案馆藏．关于扩大春季种痘致重庆市卫生局的函．附扩大春季种痘实施办法．责任者：王祖祥、朱章赓．文件形成时间：19490226．全宗号：0066．目录号：0001．案卷号：00067．实际页号：41－46

［148］重庆市档案馆藏．关于检送磁器口青年服务社诊疗所主办牛痘播种运动实施办法致四川省立教育学院的公函．附办法．责任者：磁器口青年服务社．文件形成时间：19411224．全宗号：0122．目录号：0001．案卷号：00399．实际页号：107－109－1

［149］重庆市档案馆藏．关于劝导市民接种天花的公函、训令．责任者：重庆市第七区区公所，重庆市卫生局．文件形成时间：19460213．全宗号：0057．目录号：0012．案卷号：00098．实际页号：25－27－1

［150］高维．卫生教育浅说．中华医学杂志（上海），1934，20（3）

［151］金宝善．我国学校卫生教育过去办理情形及今后推进方法．训练月刊，1940（5）

［152］卫生署卫生教育出品．中华医学杂志（上海），1932，18

［153］重庆市卫生教育委员会组织规程．重庆市政府公报，1939（6－7）

［154］沈白英，王云五主编．复兴卫生教科书．上海：商务印书馆，1934

［155］程瀚章．复兴初级中学卫生学教科书．上海：商务印书馆，1933

［156］班忠玉．试论新生活运动发起的原因．苏州职业大学学报，2004，15（2）

［157］民纪10新生活运动纪念邮票．赵利民主编．中国邮票收藏与鉴赏全书．上卷．天津：天津古籍出版社，2006

［158］林颂华．新生活运动的特点与效用．江西师范大学学报，1995，28（2）

［159］董文芳．蒋介石与新生活运动．山东师大学报：社会科学版，1999（4）

［160］关志钢．新生活运动“失败论”析．深圳大学学报：人文社会科学版，2002（6）

[161] 孙语圣．新生活运动再审视——从卫生防疫角度．安徽大学学报：哲学．人文科学．社会科学版，2005（3）

[162] 蒋中正．新生活运动纲要．北京：全国图书馆文献缩微中心，2010

[163] 贝警华．新生活论丛．上海：青年出版社，1934

[164] 雷雨篁．人民之新生活即国家之新生命．中国革命，1934（9）

[165] 国民党中央宣传部．蒋委员长言论类编之一·新生活运动论集．上海：正中书局，1938

[166] 郭寿华．由新生活运动建立新风气．中国革命，1934（9）

[167] 复兴中华民族 唯有实行新生活（插图）．新生活运动导报，1940（31）

[168] 新生活运动前日举行总检查．江西民报，1934－03－20（7）

[169] 刘文楠．规训日常生活：新生活运动与现代国家的治理．南京大学学报：哲学社科版，2013（5）

[170] 渝市举行清洁运动大游行．新生活半月刊，1935（1）

[171] 南昌市商店服务工作近况．新生活运动促进总会会刊，1934（6）

[172] 民国二十四年新生活运动总报告．1935

[173] 陪都夏季卫生运动．新生活运动导报，1941（28）

[174] Robert Culp. Rethinking Governmentality：Training，Cultivation，and Cultural Citizenship in Nationalist China. *The Journal of Asian Studies*，Vol. 65，No. 3，2006

[175]〔法〕米歇尔·福柯．规训与惩罚．刘北成、杨远婴译．北京：三联书店，2012

[176] 重庆档案馆藏．重庆市夏季卫生运动委员会组织简章．责任者：重庆市夏季卫生运动委员会．文件形成时间：19420425. 全宗号：0054. 目录号：0001. 案卷号：00646. 实际页号：5－7－1

[177] 渝市夏季卫生．新生活运动导报，1940（28）

[178] 社会部筹办卫生展览会．新华日报，1940－05－20（2）

[179] 卫生署昨公演《生死关头》．新华日报，1940－05－18（2）

[180] 重庆市档案馆藏．关于推行夏令期间施诊运动致重庆市市民医院的函．附夏令期间施诊运动会议记录．责任者：重庆市夏季卫生运动委员会．文件形成时间：19440516. 全宗号：0066. 目录号：0001. 案卷号：00070. 实际页号：140－142

［181］ Elizabeth F. Lewis. *Young Fu of the Upper Yangtze*. John. C. Winston，1932

［182］ George C. Basil，Elizabeth. F. Lewis. *Test Tubes and Dragon Scales*. Philadelphia. Chicago：John C. Winston，1940

［183］ Anne-Marie Brady & Douglas Brown（Ed.）. *Foreigners and Foreign Institutions in Republican China*. Oxon：Routledge，2013

［184］ 刘士永．“清洁”、“卫生”与“保健”——日治时期台湾社会公共卫生观念之转变．余新忠，杜丽红主编．医疗、社会与文化读本．北京：北京大学出版社，2013

［185］ 雷祥麟．习惯成四维——新生活运动与肺结核防治中的伦理、家庭与身体．余新忠，杜丽红主编．医疗、社会与文化读本．北京：北京大学出版社，2013

［186］ 杜丽红．近代北京饮水卫生制度与观念嬗变．余新忠，杜丽红主编．医疗、社会与文化读本．北京：北京大学出版社，2013

［187］ 胡成．医疗、卫生与世界之中国（1820—1937）．北京：科学出版社，2013

［188］ 钱守山，斯纪绍编．自序．痘及种痘．上海：商务印书馆，1922

［189］ 卫生部卷头语．天花与种痘．卫生部编印，1950

［190］ 国家图书馆典藏阅览部编．民国时期发行书目汇编．北京：国家图书馆出版社，2010

［191］ 天花与种痘．全国经济委员会卫生实验处编，1945

［192］ 医学杂志之合理化．大公报，1933－10－24（11）

［193］ 方汉奇等．《大公报》百年史．北京：中国人民大学出版社，2004

［194］ 江绍原．序——医学周刊集．第三卷．北平丙寅医学社，1931

［195］ 胡一峰，尹媛萍．建设“新医”的努力——《医学周刊集》与丙寅医学社研究．中国科技史杂志，2005（2）

［196］ 纪石．二十年来的丙寅医学社．医潮，1947（1）

［197］ 李剑．近代中国医学史研究的回顾与探索．广州：广州中医学院，1989

［198］ 吴骥伯．劝大家种牛痘．大公报，1937－2－20（11）

［199］ 朱乡荣．谈谈内地的种痘事业．医药评论，1930（32）

［200］ 礼苦萨得免天花．护生报，1935

［201］龙秀章．天花灭绝在乎教育之普及．大公报，1937-5-8（11）

［202］陈志潜．我从事农村卫生工作的经验．大公报，1936-9-8（11）

［203］荣启荣编著．天花防治实施办法．军医署，1945

［204］简易安全种痘法．国闻周报，1925（2）

［205］凝如．为什么要种痘．小朋友，1934

［206］插图．卫生月刊，1928（2）

［207］夏季卫生十要．科学画报，1949，2（4）

［208］种痘运动併志．卫生，1926，3（2）

［209］Wallack，L. *Advocacy and Public Health*：*Power for Prevention*. Newbury Park：Sage，1993

［210］Morton，T. A. and J. Duck. Communication and Health Belief：Mass and Interpersonal Influences on perceptions and Risk to Self and Others. *Communication Research*，2001（5）

［211］李文海主编．民国时期社会调查丛编．文教事业卷．福州：福建教育出版社，2004

［212］本市工人生活．工商特刊，1933年创刊号

［213］〔美〕贝希尔．一个美国医师口中的重庆杂谭．人世间，1940（7）

［214］王笛．成都的公共生活和微观世界（1900—1950）．北京：社会科学文献出版社，2010

［215］张瑾．权力、冲突与变革：1926—1937年重庆城市现代化研究．重庆：重庆出版社，2003

［216］〔美〕贝希尔．美国医生看旧重庆．钱士，汪宏声译．重庆：重庆出版社，1989

［217］重庆档案馆藏．关于转饬外国人或教育会设立之学校不得以宗教科目为必修科目、不得在课内做宗教宣传的训令．责任者：四川教育厅，文件形成时间：19281018，全宗号：0137，目录号：0003，案卷号：00001，实际页号：9

［218］重庆档案馆藏．关于转发外国人游历内地注意事项的训．责任者：重庆市市政府．文件形成时间：19361202．全宗号：0053．目录号：0010．案卷号：00135．实际页号13-14-1

［219］翟学伟．人情、面子与权力的再生产．北京：北京大学出版社，2005

[220] 徐珍．种痘工作的心得．农村服务通讯，1937，25：15－16

[221] 宋春浓．在种痘工作上得到的一个教训．工作周刊，1933，2

[222] 德英．重庆新生活运动展会议讯．甲戌邮刊，1939（4－5）

[223] 小消息．新华日报，1946－06－10（4）

[224] 小消息．新华日报，1946－05－20（4）

[225] 重庆市市中区卫生志编纂办公室编．重庆市市中区卫生志．内部资料，1993

[226] 陈果夫．儿童卫生歌．正中书局，1943

[227] 王林．夏季卫生小唱．田家，1949（1）

[228] 莲花闹（劝种牛痘）．新华日报，1950－03－09（3）

[229] 重庆市档案馆藏．关于保护重庆市警察局防疫宣传标语给重庆市警察水上分局的训令．责任者：重庆市警察局．文件形成时间：19480403. 全宗号：0061. 目录号：0015. 案卷号：03404. 实际页号：39

[230] 重庆市档案馆藏．关于核拨扩大防疫宣传经费的呈、训令、指令．附会议记录．责任者：重庆市政府，重庆市警察局．文件形成时间：19450720. 全宗号：0061. 目录号：0015. 案卷号：02655. 实际页号：1，3－13

[231] 重庆市档案馆藏．关于检送一九四六年度霍乱防治情形报告书及工作统计表给南京卫生部的代电．附报告书．责任者：重庆市卫生局．文件形成时间：19480108. 全宗号：0066. 目录号：0001. 案卷号：00077. 实际页号：44－50

[232] 重庆市一九五〇年春季种痘总结．第一届全国卫生会议筹备委员会编．种痘．北京：第一届全国卫生会议筹备委员会，195?

[233] 卫生部总务司第二科卫生公报．国民政府行政院卫生部［发行］，1929，1（3）

[234] 重庆档案馆藏．关于告知江巴璧合四县特组峡防团练局少年义勇队赴合川接种牛痘并调查户口致四川陆军第三师第二营营部的公函．责任者：江巴璧合四县特组峡防团练局，四川全省团务处．文件形成时间：19290318. 全宗号：0081. 目录号：0001. 案卷号：00397. 实际页号：5－6－1

[235] 重庆档案馆藏．关于抄发各省市种痘传习章程的公函、训令．全宗号：0053. 目录号：0002. 卷宗号：1416

[236] 周克传．教会医院之写真．医药评论，1934（1）

[237] 重庆市档案馆藏．关于检送协助改组市民医院办法致重庆市政府的公函．责任者：内政部卫生署．文件形成时间：19380716．全宗号：0066．目录号：0001．案卷号：00006．实际页号 40－44

[238] 重庆市档案馆藏．关于报送第二市民医院及平民医院改组日期、工作计划书、经常费分配预算上市政府的呈．附计划、预算．责任者：重庆市卫生局．文件形成时间：19460402．全宗号：0053．目录号：0019．案卷号：02666．实际页号：42－50

[239] 重庆市档案馆藏．重庆市市民医院卅五年、卅六年业务报告．责任者：重庆市市民医院董事会．文件形成时间：19460000．全宗号：0054．目录号：0001．案卷号：00236．实际页号：38－44

[240] 重庆市档案馆藏．关于转知重庆市自来水公司各同仁及眷属、儿童前往重庆市卫生局医疗机关接种牛痘苗致重庆市自来水公司的代电．附医务机关一览表．责任者：重庆市卫生局．文件形成时间：19440418．全宗号：0224．目录号：0001．案卷号：0235．实际页号：49－50

[241] 重庆市档案馆藏．关于检送联合会第五十五次常会记录给市民医院的代电．附记录．责任者：重庆市卫生局．文件形成时间：19490423．全宗号：0066．目录号：0001．案卷号：00019．实际页号：64－65

[242] 重庆市档案馆藏．关于派医来校点放牛痘的函．责任者：国立中央工业专科职业学校，万县县立医院．文件形成时间：19380319．全宗号：0126．目录号：0002．案卷号：00686．实际页号：54－57

[243] 重庆市档案馆藏．关于派员到校为学生点种牛痘致重庆市警察局的函．责任者：重蜀联立高级中学校．文件形成时间：19380323．全宗号：0137．目录号：0003．案卷号：00146．实际页号：26，26－1

[244] 重庆市档案馆藏．关于根据人数核赠疫苗致重庆陪都委员会的函．责任者：卫生署．文件形成时间：19410423．全宗号：0075．目录号：0001．案卷号：00051．实际页号：15－17

[245] 重庆市档案馆藏．关于告知天府矿业股份有限公司矿厂各股员工及眷属到诊所接种牛痘的呈、通知．责任者：天府矿业股份有限公司矿厂．天府矿业股份有限公司矿厂诊所．文件形成时间：19450119．全宗号：0240．目录号：0029．案卷号：00027．实际页号：19－20－1

［246］重庆市档案馆藏．关于请求转告附近居民前来接种牛痘疫苗致王□□的函．责任者：重庆市求精中学．文件形成时间：194005xx．全宗号：0141．目录号：0001．案卷号：00012．实际页号：92

［247］重庆市档案馆藏．关于请转饬职员及其眷属前来接种牛痘疫苗致重庆市政府粮食管理室的代电．责任者：重庆市卫生局．文件形成时间：19450202．全宗号：0070．目录号：0002．案卷号：00412．实际页号：276－277

［248］重庆市档案馆藏．重庆市文教局关于抄发开展1950年秋季天花防疫接种工作的联合具体指示给重庆市各公私立中小学的通知．附指示．责任者：重庆市文教局．文件形成时间：19501018．全宗号：0155．目录号：0002．案卷号：00003．实际页号：60－61

［249］重庆市档案馆藏．重庆市文教局关于提示预防天花应办各点给重庆市公私立中小学校、重庆市各幼稚园等的通知．责任者：重庆市文教局．文件形成时间：19510405．全宗号：0155．目录号：0002．案卷号：00003．实际页号：86

［250］Hopkins，Donald R. *Princes and Peasants*：*Smallpox in History*．Chicago：University of Chicago Press，1983

［251］河北开展卫生宣教防疫工作．人民日报，1950－8－12（3）．

［252］张崇德．乡村普遍种痘．公共卫生月刊，1937，2（9－10）

［253］北京医科大学公共卫生学院编．金宝善文集．北京医科大学公共卫生学院，1991

［254］重庆市档案馆藏．关于核示江巴璧合四县特组峡防团练局牛痘苗被劫经过实情的呈、指令．责任者：江巴璧合四县特组峡防团练局、四川全省团务处．文件形成时间：19270402．全宗号：0081．目录号：0001．案卷号：00427．实际页号：1－5

［255］重庆市档案馆藏．关于报送处理胜利药房等出售牛痘苗经过情形等上重庆市政府的呈．责任者：王祖祥．文件形成时间：19440919．全宗号：0053．目录号：0023．案卷号：00067．实际页号：22－23

［256］中央生物制品研究所通讯组．中央生物制品研究所一年来工作情况介绍．科学通报，1951（1）

［257］重庆市档案馆藏．西南军政委员会、重庆市第一区人民政府、重庆市人民政府文教局关于预防接种天花疫苗给各省、区、市人民政府、卫生部、公安部、

民政部、文教部的指示、通知．责任者：西南军政委员会，重庆市第一区人民政府，重庆市人民政府文教局．文件形成时间：19501027．全宗号：0155．目录号：0002．案卷号：00011．实际页号：65－70

［258］ G. W. Allport &L. Postman. *The Psychology of Rumor*. New York: Holt，1947

［259］重庆市档案馆藏．关于转饬市民前来种牛痘的公函、训令．责任者：重庆市卫生局，第十四区区公所．文件形成时间：19460210．全宗号：0057．目录号：0018．案卷号：00083．实际页号：1－2

［260］重庆市档案馆藏．关于劝导职工及其眷属接种牛痘预防天花的通知．责任者：公私合营天府煤矿股份有限公司，西南工业部矿业管理局．文件形成时间：19501028．全宗号：0240．目录号：0021．案卷号：00220．实际页号：82－84

［261］重庆市档案馆藏．重庆市卫生局二十八年度防疫工作报告．责任者:?．文件形成时间：19391006．全宗号：0066．目录号：0001．案卷号：00067．实际页号：2－5

［262］重庆市档案馆藏．关于抄发合川县救济院 1936 年春季施种牛痘人数表的呈、训令．附人数表．责任者：合川县政府、四川省第三区行政督察专员公署．文件形成时间：19360620．全宗号：0055．目录号：0003．案卷号：00309．实际页号：26－30－1

［263］重庆市档案馆藏．关于备查嘉陵江三峡乡村建设实验区点种牛痘经过及统计数字表等的呈、指令．附报告表．责任者：嘉陵江三峡乡村建设实验区署，内政部卫生署．文件形成时间：19391223．全宗号：0081．目录号：0004．案卷号：00077．实际页号：35，37－39－1

［264］1940—1946 年《重庆市政府工作报告》

［265］1940 年《重庆市卫生局工作报告》

［266］全年种痘人数统计表．公安月刊，1936（12）

［267］重庆市档案馆藏．二十八年度种痘人数按月分类统计表．全宗号：0066．目录号：0001．卷宗号：0067．实际页号：111

［268］重庆市档案馆藏．重庆市接种牛痘统计表（民国三十年）．全宗号：0061．目录号：0015．卷宗号：3447．实际页数：54

［269］重庆市档案馆藏．重庆市卫生局一九四十六年预防接种人数统计表．全

宗号：0066. 目录号：0001. 卷宗号：0068. 实际页号：72 - 83

[270] 重庆市档案馆藏．关于补送一九四七年九至十二月份预防接种人数统计表致重庆市卫生局的函．全宗号：0066. 目录号：0001. 卷宗号：0077. 实际页号：37 - 43

[271] 杨敷海．近数年来国内卫生行政之观案既以后施政方针．卫生杂志，1932（二年全集）

[272] 逢先知，冯蕙主编．中共中央文献研究室编．毛泽东年谱（一九四九—一九七六），第三卷．中央文献出版社，2013

[273] 中央卫生部、军委卫生部指示：开展军民春季防疫工作．新华日报. 1950 - 22 - 12（1）．

[274] 渝市展开种痘运动．新华日报，1950 - 03 - 19（3）

[275] 本市种痘委员会已免费种了十万人．新华日报，1950 - 03 - 26（2）

[276] 第一届全国卫生会议闭幕．人民日报，1950 - 8 - 20（3）

[277] 谈谈卫生宣传教育．新华日报，1950 - 03 - 30（3）

[278] 陈志潜．中国农村的医学——我的回忆．成都：四川人民出版社，1998

[279] 卫生宣传标语．卫生运动宣传纲要．中国国民党中央执行委员会宣传部编，1929

[280] 贺诚部长总结报告．医协学习资料．重庆市医务工作者协会编，1950

[281] 郝先中．废止中医派的领袖人物——余云岫其人其事．自然辩证法通讯，2004（6）

[282] 胡晓峰．民国时期“废止中医案”回顾与反思．亚太传统医药，2006（11）

[283] 赵洪钧．近代中西医论争史．合肥：安徽科技出版社，1989

[284] 杨念群．我国近代“防疫”体系的演变．文汇报，2003 - 08 - 31

[285] 赵鼎新．社会与政治运动讲义．北京：社会科学文献出版社，2006

附录A

通商口岸估计华人洋人丁数（1891—1912年）

年份	重庆	华人统共	洋人统共
1891（光绪十七年）	250 000	5 927 640	9 067
1892（光绪十八年）	250 000	6 111 000	9 945
1893（光绪十九年）	109 100	5 994 400	9 891
1894（光绪二十年）	109 000	6 564 000	9 350
1895（光绪二十一年）	109 000	6 220 000	10 091
1896（光绪二十二年）	110 000	7 147 000	18 055
1897（光绪二十三年）	300 000	7 962 700	11 667
1898（光绪二十四年）	300 000	8 142 750	13 421
1899（光绪二十五年）	300 000	6 894 650	17 193
1900（光绪二十六年）	300 000	6 563 230	16 881
1901（光绪二十七年）	300 000	6 584 116	19 119
1902（光绪二十八年）	350 000	6 733 000	18 962
1903（光绪二十九年）	350 000	6 786 380	20 404
1904（光绪三十年）	600 000	?	27 227
1905（光绪三十一年）	620 000	7 163 000	38 001
1906（光绪三十二年）	702 000	6 917 000	38 597
1907（光绪三十三年）	705 000	7 319 000	69 852
1908（光绪三十四年）	610 000	7 257 000	77 960
1909（宣统元年）	590 000	7 420 000	88 310
1910（宣统二年）	598 000	7 708 500	141 868
1911（宣统三年）	598 000	7 576 200	153 522
1912（民国元年）	614 500	7 774 300	144 754

附录 B

重庆口岸进出口人口数（1891—1919 年）

年份 Years	去客 Passengers to Sailing vessels		来客 Passengers from Sailing vessels		查询页码
	洋 Foreigners	华 Chinese	洋 Foreigners	华 Chinese	
1891	…	120	…	68	22—149
1892	5	370	3	225	22—149
1893	2	579	4	482	22—149
1894	1	663	3	445	22—149
1895	2	546	…	434	23—133
1896	1	331	…	394	24—161
1897	3	227	1	369	25—162
1898	…	423	…	523	27—170
1899	…	608	…	528	29—186
1900	200	1 043	…	1 026	31—184
1901	16	929	186	668	33—149
1902	79	1 010	202	683	35—208
1903	136	808	245	672	37—238
1904	196	705	188	1 093	39—263
1905	189	1 289	153	636	41—305
1906	196	1 537	210	767	43—298
1907	221	1 177	171	722	45—302

续前表

年份 Years	去客 Passengers to Sailing vessels		来客 Passengers from Sailing vessels		查询页码
	洋 Foreigners	华 Chinese	洋 Foreigners	华 Chinese	
1908	162	1 314	167	761	47—323
1909	293	1 025	242	711	49—385
1910	230	1 890	221	2 013	52—417
1911	583	1 695	190	1 415	55—348
1912	218	3 258	271	2 759	58—347
1913	72	1 973	300	1 927	61—567
1914	255	4 928	289	6 329	64—503
1915	145	6 564	101	6 434	68—541
1916	151	2 738	124	4 958	72—556
1917	129	5 867	123	7 017	76—569
1918	179	734	152	45	80—554
1919	325	4 938	348	6 385	84—528

附录 C

1912—1936 年全国主要传染病流行情况

年份	疾病	流行地区
1912	鼠疫	北海、海南、广州、香港、澳门、汕头、厦门、上海
	霍乱	海南、香港、汕头、厦门、上海、南京、九江、汉口、长沙
	天花	汉口、梧州
	斑疹伤寒	汉口
1913	鼠疫	北海、广州、香港、汕头、厦门、上海
	霍乱	广州、福州、汉口、常德
	猩红热	杭州
	斑疹伤寒	杭州
1914	鼠疫	北海、广州、香港、澳门、肇庆、汕头、厦门、福州、上海
	霍乱	梧州、上海、广州、香港、南京、汉口、赵州府
	天花	武汉
1915	鼠疫	北海、香港、汕头、厦门、永春、上海
	霍乱	北海、梧州、香港
	天花	温州
	猩红热	开封、镇江
	白喉	镇江
	流感	镇江
1916	鼠疫	香港、广州、赵州府、厦门
	霍乱	北海、南宁、香港、澳门、广州、上海
	天花	香港
	白喉	河南、长沙、宁波
1917	天花	贵州、上海、安东
	猩红热	苏州、镇江、南京、山西、杭州
	白喉	苏州、镇江、南京、山西

续前表

年份	疾病	流行地区
1918	鼠疫	香港
1918	流感	全国各地
1918	天花	南京
1918	斑疹伤寒	蒙自、个旧、威海
1918	脑膜炎	香港及长江港口
1918	猩红热	宁波
1918	白喉	绍兴
1919	鼠疫	香港
1919	霍乱	全国各地
1919	天花	宜昌
1919	脑膜炎	安徽
1919	流感	安东
1920	鼠疫	东北地区、香港
1920	霍乱	全国各地
1920	脑膜炎	安徽
1920	流感	江苏
1920	白喉	江苏
1920	猩红热	江苏
1921	鼠疫	香港
1921	霍乱	岳州、上海、南京、安东
1921	天花	温州、上海、宜昌
1921	白喉	温州
1921	猩红热	上海、安东
1922	鼠疫	香港
1922	霍乱	河南、上海、武昌
1922	天花	芜湖
1922	白喉	山西
1923	鼠疫	香港
1923	霍乱	上海
1923	天花	香港、广州、武昌
1923	白喉	上海
1923	猩红热	北京、上海
1923	流感	全国各地
1924	鼠疫	上海
1924	霍乱	上海
1924	猩红热	遵化
1924	天花	香港、上海
1925	鼠疫	北海
1925	霍乱	汕头、上海、苏州、漳州、南京、云南府
1925	天花	宜昌、九江

续前表

年份	疾病	流行地区
1926	霍乱	全国各地
	天花	宜昌
	斑疹伤寒	北京
1927	霍乱	上海、兴化、西安
	斑疹伤寒	西安
1928	鼠疫	山西、通辽、香港
	霍乱	上海等地
	天花	武昌
1929	鼠疫	兴化、通辽
	霍乱	兴化、上海、华南若干城市
1930	鼠疫	通辽
	霍乱	上海
1931	鼠疫	陕西及山西严重（2 万人死亡）、厦门
	霍乱	上海
1932	鼠疫	南满
	霍乱	全国各地（10 万病例，3.2 万人死亡）
	天花	全国各地
1933	鼠疫	通辽、南满
	霍乱	南京、汉口、北平
1934	鼠疫	延平、通辽、南满
	霍乱	上海、汉口、广州散发
1935	鼠疫	连云、新疆南部、南满
1936	无疫病大流行报告	

附录D

《种痘条例》(1928年)（民国十七年公布）

第一条　凡施行种痘依本条例行之。

第二条　种痘分两期如左：

第一期　出生满3月后1年以内。

第二期　6岁至7岁。

第三条　每年3月至5月，9月至11月为施行种痘时期，但遇必要时得于其他时期内施行之。

第四条　逾期未种痘者得限期令其补种，痘未出者亦同。

第五条　每届种痘时期由各市县主管卫生行政之机关依其管辖区域之广狭人口之多寡分设种痘局，并应将关于种痘之必要事项于定期10日前公布之。

第六条　因防止天花应行特别种痘时得由各市县主管卫生行政机关指定受种者之范围及日期施行之。

第七条　种痘局对于受种痘者应填给种痘证书。

第八条　别经医师种痘者由医师填给种痘证书，领有前项种痘证书者与已受种痘局之种痘同。

第九条　非因疾病或其他正当事由不于种痘期内种痘者，除依第四条补种外得科其父母监护人或其他有保育责任之人以10元以下之罚金。

第十条　种痘局及医师应于每年6月及12月将其种痘之人名、性别、年龄、籍贯、住址及其他关系事项报告各市县主管卫生行政籍贯查核，并由该行政机关汇报民政厅及卫生部备案。

第十一条　种痘证书及种痘报告表等格式由卫生部另定之。

本条例自公布日施行。

附录 E

省市种痘传习所章程(1929 年)(民国十八年公布)

各省市为训练种痘人员推行种痘并改良其方法计应依本章程之规定设立种痘传习所。

第一条　种痘传习所得附设于省市卫生处局或公、私立医院。

第二条　本所班教员额得以地方需要情形定之但每班至少不得少于 20 人。

第三条　本所各班修业以 3 星期为限。

第四条　凡年在 20 岁以上 45 岁以下品端身健于文理通顺者不分性别均得选送入学。

第五条　本所不收学费，膳宿费由学员自备或由选送机关津贴。

第六条　每班应修习之课程如左：

甲 讲授

一、天花概要。

二、天花传染。

三、天花症候旧法种痘经过与牛痘之比较。

四、种痘历史与现行种痘条例。

五、种痘原理与免疫概要。

六、痘苗之选择与保存方法。

七、消毒概要。

八、种痘方法。

九、种痘之普通经过及变常及变常之治法。

十、种痘时期年龄与次数。

乙 实习 每人种痘实习至少须达 10 人。

第七条　在修业期间学员不准请假，假如有不得已事故须请假者降入下期受业或补习。

第八条　修习期满考试合格者由本所授予及格证书准其执行种痘业务。

第九条　在本章程施行前依照旧法执行种痘业务者应入本所补受训练，期满后依照新法种痘。

第十条　各县设立种痘传习所者准用本章程各规定。

第十一条　本章程自公布日施行。

附录F

《普遍春季种痘办法》(1935年)
（民国二十四年公布）

一、各地方举行普遍春季种痘由各市县政府及主管机关主办，当地公、私立及教会医院均应合作举办。

二、各市县为推行种痘均用种痘人员应开办种痘员训练班，其学员可招收左列人员：

1. 小学教员。

2. 民众教育馆服务员。

3. 师范学校学生。

4. 由各区保送小学以上毕业（年在20岁以上45岁以下）品端身健于文理通顺者。

三、种痘员训练班教员应以正式医师（内政部注册者）担任。

四、种痘员训练班办法可参照省市种痘传习所章程。

五、天花与种痘、天花及其预防方法小册及宣传种痘图画标语各地应用，欢迎翻印。

六、牛痘苗已由卫生署饬知中央防疫处及中央防疫处南京代售处特别按半价优待，但须各市县政府或医院正式去函。

七、普遍种痘以施种为原则，但无固定种痘经费可筹时，得酌收少数费用以补偿痘苗材料及手续等费。

八、各地种痘人数应由各市县政府及主管机关每月造表报告卫生署。

附录 G

《种痘条例》(1944 年)
(民国三十三年公布)

第一条　为预防天花保障健康依本条例实施免费种痘。

第二条　种痘每人三次依左列时期行之:

第一次　1 岁以内。

第二次　5 岁至 6 岁。

第三次　11 岁至 12 岁。

第三条　种痘由县市卫生机关统筹办理,应于春秋两季规定期间挨户调查委托当地医院开业医师护士及助产士施种。必要时得训练种痘工作人员。保甲长对于卫生机关之调查应负协助之责并督促境内住民依照规定时期种痘。医院开业医师护士及助产士对于卫生机关之委托不得拒绝。

第四条　幼稚园、国民学校及中等学校对于入学及住校学生应查明已否种痘,其未种者应报请补种。

第五条　遇有天花流行时,县市卫生机关得施行强迫种痘,不论儿童或成人均应一律受种。

第六条　县市卫生机关应制备种痘证交由种痘人员填发。

第七条　非因疾病或其他正当理由未于规定时期种痘者,除自请补种外,县市卫生机关得强迫补种,其不补种者得对其父母或监护人处 30 元以下罚款。

第八条　种痘人员应备册登记并分别统计造具报告表送由县市卫生机关转报省市卫生主管机关查核。省市卫生主管机关应将种痘统计汇报卫生署备核。前项登记册及报告表格式由卫生署定之。

第九条　本条例施行细则由卫生署定之。

第十条　本条例自公布日施行。

附录 H
《各机关学校工厂团体种痘办法》

（一）人数在 20 人以内者就近赴本局诊疗所布种，在 20 人以上者可将人数集合地点函知本局以便约期派员前往施种。

（二）在未施种前须预先通知各受种人齐集一处以便布种。

（三）指派职员一人担任缮写记录及维持秩序事宜。

（四）一切药材旅费均由本局供给。

附录本局各诊疗所地址：

第一诊疗所 南岸罗家坝。

第二诊疗所 中一路三八号。

第三诊疗所 南纪门。

第四诊疗所 江北潮音寺。

第五诊疗所 中三路巴县中学隔壁。

第六诊疗所 沙坪坝。

附录 I

磁器口青年服务社诊疗所主办牛痘播种运动实施办法

一、本所播种牛痘分团体播种、民众播种和旅客播种三种。其设置本镇依法成立之学校、机关、工厂（以下简称公共团体）谓团体播种；其居留本镇按保甲编制户籍有案者谓民众播种；其暂时居留本镇者谓旅客播种。

二、凡公共团体需要施行播种通知本所者，由本所排定时间遴派医务人员前往该处施行，但不得接受招待。

三、一般民众及旅客之播种由本所会同宪警设置播种地点，协同办理之。必要时得挨户实行强迫播种。

四、本所播种以不收费为原则，但其为团体播种得由各该团体酌给补助费。

五、由本所施种牛痘者发给本所播种证以资证明。

六、如已经播种持有证明文件者应予免种。

七、本所以 4 月份为牛痘播种普及期，自 4 月 1 日起至 15 日止为团体播种时期，不定由本所随时派员举行之。

八、本办法如有未尽事宜得随时修订之。

附录J

重庆地区疫病大事记（1903—1949年）

1903年（清光绪三十四年），荣昌县霍乱流行，患者多不治而死。永川县天花病流行，从东门蔓延至全城，死亡众多。

1910年（清宣统二年），大足县各场霍乱流行，传染迅速，十染九死，县城每日出丧10余架。

1912年（民国元年），大足县天花病流行，发病2 733人，死亡254人，病死率为9.29%。

1914年（民国三年）8月—10月，江津、巴县痢疾盛行。有一家7口全死者。传染最速，凡与病人相近不中毒者几希。

1915年（民国四年）9月，重庆痢疾盛行，上吐下泻，无药可治，死者甚多。

1916年（民国五年），大足、永川、璧山县霍乱流行，大足县城每日出丧数架。永川县有全家死绝的记载。璧山县共发病536例，死亡325人，病死率高达60.63%。

1918年（民国七年），两次暴发“西班牙流行感冒”，居民病者甚多。

1919年（民国八年），重庆再次暴发流行性感冒，病者若干。

1920年（民国九年），重庆城及郊区出现严重霍乱病疫，死者日达百余人。大足县龙水镇霍乱流行，10天内发病千余例，古南街有20余户全家死绝。

1925年（民国十四年），潼南霍乱大流行，死亡无计。

1926年（民国十五年）春2月，渝城发现白喉。因天气时冷时热，气候不正，街面发现春瘟症。11月，江北洛碛场一带，寒热时疫流行，死亡者甚众。

1927年（民国十六年）6月，渝城各街痧症大行，男女死者甚多。

1928年（民国十七年），璧山县天花病大流行，接龙乡中医陈炳杰日诊百人以上，四五十岁中老年亦发病不少。

1931年（民国二十年）春，重庆天花流行，死者无数。另据国民公报4月20日载："渝城天气燥热，患风瘟症者不少，凡服银翘散者均效，误服热药或发表药者均亡。"

1932年（民国二十一年），重庆流行霍乱。8月1日至8月14日，重庆死于霍乱者960人，感染者5 000余人。（重庆防疫工作颇著成效，强迫注射霍乱浆苗，设立临时传染病收容所）。

1934年（民国二十三年）元月，重庆天花流行，小儿一患此症，即多不治。《新蜀报》载：记者家住某街，时不出两月，地不出百步，所死小儿为数竟达10余个。今晨因事由储奇门经过，往返之间见小棺材搬运出城者已达4起。5月，霍乱流行，统计死亡在200人以上。6月，时疫流行，初则四肢变色、吐泻并作，服药过迟，不出一二日即毙命。报载重庆及川东南小孩死亡率骇人听闻，入春后已毙3 900多人。

1935年（民国二十四年）3月，重庆春瘟盛行，遗尸道旁随时可见，河滨掩埋路尸甚多；5月初，联中、治平中学、巴蜀小学各校发现流行性感冒，学生多受传染；7月，天气炎热霍乱大流行，合川县城黑龙池街，户户染病、家家死人，平均每日死亡10余人，县城棺木卖空；同年，重庆红痧症（猩红热、斑疹伤寒）流行，死亡人数甚多，有的全家死亡。1935年4月—1936年3月，重庆市公安局死因统计记载，因天花死亡703人，男404人，女299人。1930年—1935年，江津、永川县，均有一次天花病流行。璧山县连续5年流行天花，共发病2 528例，死亡382人，病死率为15.11%。

1936年（民国二十五年），重庆发现麻瘟症，染病者颇不乏人；3月，天花流行。

1937年（民国二十六年），宽仁医院近两年住院病人中传染病统计，排名前五的病种为结核（10.1%）、痢疾（3.6%）、性病（2.6%）、伤寒（3.4%）、流感（1.8%）。

1938年（民国二十七年）4月，连日春瘟流行。5月，日机"五·三""五·四"轰炸后，疟疾、痢疾流行。鸡房街（今民国路）所驻新兵日死数10人，驻军长官受到处分。8月霍乱猖獗，"虎烈拉天天拉人"，又脑膜炎感染亦多，市民之死亡率每日约增20人以上；9月疫病流行，患者日数千人，滨江棚户区蔓延尤甚，十之八九不治而死。1938年，永川县陈食场天花发病200余人，死亡60余人，病死率为30%。

1939年（民国二十八年）5月，霍乱大流行，一天死几十上百人，棺材卖空，凉席卖完，只好用轿抬出，每天早晨在通远门等候开城埋死人。荣昌、璧山县均发生霍乱病，璧山县每日死亡20余人，荣昌县死亡近千人。据市政府签呈，本年霍乱患者共788人，死亡138人。重庆共注射霍乱伤寒混合疫苗2 600 558人。9月，重庆发现“麻脚”奇症，沿江棚房地区蔓延尤甚。症状为头晕目眩，如发痧症，随即出现脚转筋，口渴心慌，肌肉消退，十之八九不治而死。

1940年（民国二十九年），5月以后，天气过热，迭遭日机轰炸，疫病流行，市民行走常有忽然倒地者。秋，磁器口24、25兵工厂疟疾及痢疾流行，每日均有死亡。

1941年（民国三十年），重庆全市霍乱死亡7人。永川县松溉镇霍乱大流行，全镇500余人，发病160余人，死亡130人，病死率高达81.25%。

1942年（民国三十一年）9月18日—10月21日，北碚霍乱流行，发病56人，死亡11人；合川、江津、大足县霍乱流行。合川县每日死亡30余人，大足县邮亭乡发病41人，死亡10余人，江津县死亡152人。是年，沙磁区疟疾流行，全区大小工厂150余所，员工约4万余人，患疟疾者约占总数的50%，于工厂直接间接损失甚大。

1943年（民国三十二年），常有狂犬伤人情节。

1944年（民国三十三年）4月25日前，长寿县境内脑膜炎流行，患者辄毙，小儿尤多；5月，渝城天花流行，市民医院每日内科门诊以斑疹伤寒、天花较多；11月，江北下横街一带突然发现霍乱10例，后采取隔离、饮水消毒及强迫居民注射疫苗等防治措施后，未发现新病例；是年，大渡口钢铁厂迁建委员会区内疟疾流行，初诊疟疾病人2 446人。

1945年（民国三十四年）6月，重庆市区霍乱大流行，疫情猖獗，日趋扩大，“百万市民谈‘虎’色变”。市卫生局对5个月的疫情统计显示：住院患者2 922人，死亡率高达16%。患者以工人占首位，其次是妇女、学生、士兵、小公务员。市防治霍乱委员会8月15日简报称：市府统计室根据警察局报告、生命统计联合办事处资料加以估计，死亡人数约为1 250人。荣昌县发病94例，死亡48人，病死率

51.06%；璧山县发病2 489例，死亡755人，病死率30.33%。

1946年（民国三十五年）8月11日—12月4日，发现霍乱病例80例，死亡15例。

1947年（民国三十六年），霍乱大流行，全市患者2 816人，死亡453人。全市发现真性霍乱154人，死亡15人，治疗者139人。

1948年（民国三十七年），重庆发现怪症传染病。患者，初，腹胀痛、头晕、四肢无力、腹泻、眼目无光，倒卧不起。患者无法统计。

1949年（中华人民共和国成立），合川县霍乱流行，县城有1户人家，在1周内4口全死。1945年—1949年，重庆城区天花发病共443例，死亡70人。其中1946年发病173例，死亡34人，病死率为19.65%。

后　记

2010 年暑期，“英国威斯敏斯特大学中国西南地区高校师资培训班”在西南政法大学新闻与传播学院举办。我有幸担任培训班的首席翻译，并在培训期间与媒介史学者安东尼·麦克尼古拉斯（Anthony McNicholas）有过深度交流。据麦克尼古拉斯教授介绍，在撰写六卷本的 BBC 发展史之前，他曾花了差不多 7 年的时间去研究 BBC 档案馆保存的原始资料。耗费常人难以想象的时间和精力爬梳史料，这样的经历对历史学者而言再平常不过，但对当时的我来说，已如登天。不过麦克尼古拉斯教授说，“能否作好史学研究取决于你如何接近历史事实和来源，以及你能在多大程度上回到过去”，没想到这句话几年后竟成为我的行动指南。

这次培训活动结束后，当年 9 月，我就开始了在清华园的博士学习生涯。对于在媒体一线工作近 6 年、硕士毕业后又已经在高校执教 4 年的我而言，重返校园既是充电，也是休整。所以博士一年级期间，除了优哉游哉地上课、泡图书馆、和同学老师交流，我对即将开始的学位论文研究并没有非常清晰的设想。

直到二年级上学期准备论文开题报告时，我接到了导师的命题作文：《重庆开埠百年的疫病史研究》。这个题目，在健康传播领域兼备前沿性与深度；但对我而言，却是一项近乎不可能完成的挑战。首先我没有历史研究的经验，其次我认为自己并不具备这个交叉学科研究所要求的专业医学知识。所以当时的痛苦与挣扎，把我逼到几近放弃。

现在回想起来，应该感谢导师的“执拗”。也许是他看到了我身上连我自己也没发现的潜力，也许是他独到而敏锐的学术眼光，总之我还是接受了这份挑战，咬着牙静下心来，找寻“本土经验”、接近“历史事实”，扎根“传播学”的研究路径。

历时两年半，数不清多少个图书馆、档案馆的日日夜夜、多少本历史卷宗、多少次田野访谈，我终于顺利博士毕业，并在1年后有了现在这本书稿。它脱胎于“疫病史研究”，又在一手历史资料的爬梳中具备了传播学的理论立场和学科视野；它看似切口极小，却尽力在追寻深度中探寻广阔的类比性。当我敲下最后一个字符，感觉既如释重负又诚惶诚恐。

回望和同学通宵坐在紫荆操场边讨论论文框架时的迷茫、第一次走进重庆市档案馆的沮丧，甚至挣扎在海量文献里的绝望，不知不觉都变成了写作时的安静和力量。当初那些看似遥遥无期的旅程，终有接近尾声的时刻；曾经自以为已经成熟的心智，也仍需要不断修炼。感谢挫折，感谢陪伴，苦难和欢笑，从来都是人生相连的驿站。

谢谢引我进门的导师李希光教授，您把我扔进无边的黑暗又撕开一道光亮，催我成长；感谢李彬老师，您的仁厚宅心和勤勉态度，每一次都在给我前进的动力；感谢清华园里相遇的每一位先生，你们各自的努力，一直刷新着“学术”在我心中的意义；感谢挚友张小娅和清华大学新闻传播学院2010级博士班的各位同学，和你们在一起的每一天都很美好；感谢好友刘明，你是我心中不二的学术超男；感谢清华图书馆，如果人世间果真有天堂，那它一定就是你的模样。

感谢重庆市图书馆民国文献室、基藏库、重庆市档案馆在我查找资料过程中提供的方便和帮助；感谢重庆市有名老中医刘菊香、张西俭、北京市广安门中医院龚宗仅老先生在若干次访谈中对我的耐心和启发；感谢重庆大学张瑾老师特意为我提供的参考资料，除夕前我们的档案馆偶遇，也是一种雅趣；感谢南京大学段京肃老师、北京大学王维佳老师、协和医科大学出版社袁钟老师、四川大学黄顺铭老师在不同时期对书稿章节提出的宝贵意见；感谢《新闻与传播研究》钱莲生老师及《传播与社会学刊》（香港）各位编辑对书稿阶段性成果的认可并促成发表；感谢西南政法大学新闻与传播学院的资助，使这部书稿最终得以问世。

学习或许可以带来名利、财富和关注，但这不应是它的本意；学习的过程或许清苦，但思考的快乐亦无法言语。知识赋予人类智慧、平和、坚韧和包容，祈祷这些品质，可以伴我一路同行。

年少时渴望丰富，努力是为了爬更高的山、蹚更深的水。接近中年开始懂得珍惜，享受每一段际遇。感谢父母无私的爱，你们从不在意我能飞多高，却总是担心我飞得太累；感谢我的同事贺建平老师多年来母亲一般默默无私的照顾和鼓励，爱你一颗永远少女般质朴纯洁的心；感谢我的先生王东，和你共度的每一个真实现在，都曾是我幻想过的未来。

感谢一路的苦旅和洗礼，以及重新出发的勇气。

感谢自己。勿忘初心，方求善终。

谨以此书赠予我腹中即将出世的孩子。

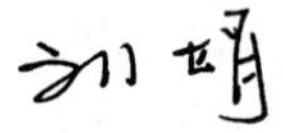

2015 年 8 月于重庆

图书在版编目（CIP）数据

疫病防治与健康传播：重庆的天花灭绝实践（1891—1952）/刘娟著．
—北京：中国传媒大学出版社，2015.10
（新闻传播学丛书）
ISBN 978-7-5657-1486-3

Ⅰ.①疫…
Ⅱ.①刘…
Ⅲ.①天花—卫生防疫—经验—重庆市—1891～1952
Ⅳ.①R511.3

中国版本图书馆 CIP 数据核字（2015）第 216459 号

新闻传播学丛书
疫病防治与健康传播：重庆的天花灭绝实践（1891—1952）
YIBING FANGZHI YU JIANKANG CHUANBO：CHONGQING DE TIANHUA MIEJUE SHIJIAN
(1891—1952)

著　　者	刘　娟
策划编辑	姜颖昳　司马兰
责任编辑	姜颖昳　司马兰
装帧设计	拓美设计
排　　版	楠竹文化
责任印制	曹　辉
出 版 人	王巧林

出版发行	中国传媒大学出版社	
社　　址	北京市朝阳区定福庄东街 1 号	邮编：100024
电　　话	010-64450532 或 65450528	传真：010-65779405
网　　址	http://www.cucp.com.cn	
经　　销	全国新华书店	

印　　刷	北京中科印刷有限公司
开　　本	787mm×1092mm　1/16
印　　张	10.75
印　　次	2016 年 6 月第 1 版　2016 年 6 月第 1 次印刷

书　　号	ISBN 978-7-5657-1486-3/R・1486
定　　价	49.00 元